牵爸妈的手

让父母自在终老的照护计划

张晓卉〔著〕

漓江出版社

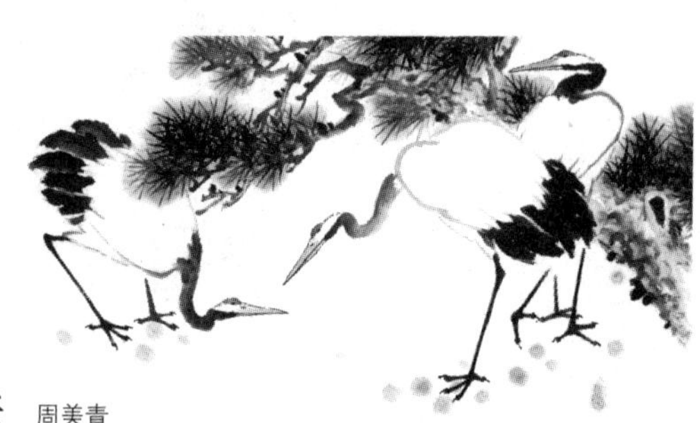

推荐序

前言

1 第一章 发现和预防
及早察觉长辈失能、失智，预防卧床人生

实用指南

2 第二章　照顾
当父母失能了，如何妥适照护

实用指南

3 第三章　善终
为父母预约一个美好尊严的善终

推荐序

照顾长辈，是我们的责任

周美青[①]

台湾自1993年起迈入高龄化社会，依“内政部”[②]的资料，截至去年（2012）底，台湾65岁以上老人比率为11.2%，如果老龄化趋势不变，到2017年，老人人口将达14%，至2025年，老人人口将高达20%，也就是说，我们在四五年后，即进入高龄社会，12年后，更迈入超高龄社会。人愈来愈长寿，老人愈来愈多，但不论外表再怎样医美拉皮，大脑、关节或五脏六腑，却无法青春永驻。那么，关于高龄长者的服务、身心照顾，甚至如何善终，就有其严肃以对的必要。有鉴于此，财团法人兆丰[③]国际商业银行文教基金会与《康健杂志》合作，出版《牵爸妈的手——自在到老的待办事项》（台版书名）一书，希望以“健老与善终”为经纬，建立读者正确与完善的“健康老化与预立医疗自主计划”的观念，让自己或家中长辈及早认识老化、学习贴心照护及与慢性病共处、学习准备死亡，最后能预约一个人道且尊严的告别，完成老有所安的心愿。

① 周美青：生于1952年11月30日，生于香港，籍贯南京，台湾地区领导人马英九的夫人。毕业于台湾政治大学，纽约大学，曾任兆丰国际商业银行法务处处长，2008年6月从兆丰国际商业银行退休。——编者注

② 政府或行政部门管理警察的机构。——编者注

③ 台湾大型商业银行之一，与中国银行同源，总行设在台北市，原名中国国际商业银行。——编者注

生、老、病、死是人生必经的道路，但是我们一向只注重生，少谈老、病，“死”更是忌讳。每一个老人都曾年轻过，他们对家庭、社会都有过付出与贡献，无奈人老了，以前种种譬如昨日死，过去的努力与付出一笔勾销，一旦被视为不事生产，难免就惹人嫌，尤其是老而失智或失能者。据统计台湾有九成的老人有慢性或重大疾病，每100位老人，就有5位罹患失智症。照顾长辈的责任，可以说是我们这批战后婴儿潮世代的四五年级生近年来最大的重担。即使这几年大家对于失智或失能者的关注与了解已逐渐增多，但对于预防、早期侦测、延缓恶化等相关信息的了解仍有不足；对于失智或失能长者的照顾，不论是寻求外劳或机构的协助，或居家设备、生活安排、照护心态及技巧，《牵爸妈的手——自在到老的待办事项》都提供了许多的实例、医护专家的意见，告诉我们该注意父母的哪些身体警讯（有些看似微不足道，但其实事关重大）、可能的风险，特别是各种实用指南，是为人子女者很好的参考。

拜医疗科技之赐，现代人的寿命可以一直延长，但正如书中所说，其实往往延长的是“死亡”，并非“生命”。医生以救人为职志，但耗费大量医疗资源，救回来的究竟是怎样的一个“人”？这个人是否会有基本的生活质量与尊严？在关键时刻，究竟是以好死不如赖活为优先，还是以减轻亲人痛苦、一路好走为优先？这些以前没有人敢质疑，但近来渐受关注的问题，是本书第三个重点。

如何启齿和父母谈善终，确实是个难题，本书提供了几个实例，几位长者的生命格局，让人钦佩。其实我们父母那一辈，前半生多半颠沛流离，一生克勤克俭，看尽悲欢离合，他们也许比我们想象的睿智豁达许多。了解父母的意愿，帮父母预立医疗自主计划，让他们享有替自己决定善终的权利，让他们保有具质量、有尊严的晚年，最终能安详地告别人世，应该也算是新孝道吧。本书对于生命末期，如何和医疗团队沟通，该做哪些治疗，有哪些安宁缓和医疗资源可用等问题，都有详尽的介绍，都可以帮助父母做决定。

本书虽然着眼于如何照顾父母的晚年，但是我们这批战后“婴儿潮”年代所出生的“婴儿”，转眼也将迈入初老一族，我们替自己的老老之年（85岁以上）规划好了吗？希望在哪里颐养天年？如何预防长期卧床？有没有想过如果自己日后失智或失能时，希望得到什么样的照顾？希望怎样的谢幕告别？这本书应该也是替我们自己规划的参考。尽心照顾父母，好好照顾自己，从这本书开始。

推荐序

孝道，要用心去做

吴晓明

中国医学科学院肿瘤医院综合科主任医师
中国老年学会老年肿瘤专业委员会姑息与康复分委会副主任委员

受邀为本书写序，我未加思索，便欣然应允，兹因书名深深吸引了我。

按照国际通行标准，60 岁以上的老年人口占总人口的比例超过 10% 或 65 岁以上的老年人超过 7% 时，即视为达到了人口老年化。中国大陆民政部《2012 年社会服务发展统计公报》数据显示，2012 年大陆 60 岁及以上老年人口 1.9 亿，占总人口的 14.3%，其中 65 岁及以上人口 1.27 亿，占总人口的 9.4%。据有关专家预测，到 2050 年大陆 65 岁以上老年人口将达到 3.2 亿以上，约占大陆总人口的 30%。老年人随着年龄增长，生理机能日趋衰退，抵抗疾病的能力减弱，使得老年人的体力、智力和社会活动能力下降，患病率上升，由此而导致的失智失能人数也将增加，给家庭和社会造成负担。

那么如何增强老年人尤其是自己父母的体力及智力，提高他们的生活质量，在疾病发展到目前医学已无法救治时怎样和他们谈论死亡？本书几位作者通过自己的亲身体验，带着对父母的深爱向大家做了详细的介绍。书中告诉我们如何根据父母的日常行为判断早期失能或失智，如查看他们饭量是否减少、听力是否下降、走路的步态是否有改变等等，同时给出了具体的测量方法。我的公公——一位教了一辈子书的老师，六年前我们回家探亲时即发现他听力明显下降，走路迟缓，当时认为只是年老的缘故（83 岁），大家并没有在意。而一年后却完全失智，不认识家人，不会穿衣吃饭。我想要是早读到这本书，学会观察，早期干预，或许公公的失智会减轻。

作为一名临床医生，书中“建立长辈个人医疗记录、用药列表”的章节让我感触颇深。在门诊常碰见来为父母取药的儿女，可当向他们问及患者服用多大剂量的药物、是否有何药物副作用时，往往回答不知道。殊不知父母因种种原因常常有服错药的时候。倘若我们为父母建立药物清单，便会避免此种情况发生。

生老病死乃自然规律，可中国传统的习俗往往只谈生不谈死，尤其家有老人更是避讳“死亡”二字。临床上我们常碰到患了不治之症的老人在弥留之际，子女要求医生把气管切开插呼吸机、心电监护等，老人受尽折磨带着满身的管子毫无尊严地离世。更有甚者，为分家产兄弟姐妹可上法庭。本书介绍了台湾黄胜坚教授如何和他年迈的双亲沟通，当疾病已无法治愈时，怎样面对死亡，怎样有尊严地离世。

总之，本书指引我们如何早期发现父母失能失智，如何早期干预，尽量减轻或延缓父母失能失智的到来；同时告诉我们，万一父母失能失智，作为子女的我们，应该如何照顾他们；而当死亡不可避免时，又该如何让他们有尊严地离去。如果家有老人备有此书，我想定会获益匪浅。

2015 年 12 月 24 日　北京

推荐序

人生抛物线坠落前，做好 3 件大事

台湾地区“国宝级中医”，台湾地区“立法院”主诊医生 **董延龄**

如果把人类生命的载体，比作一艘装着“60 兆乘客”的巨轮，向大海航行，在航程中“船主”必须尽全力照护好每一位乘客的安全与健康，使他们安全到达彼岸，医学就是这个巨轮上的保健设施。但是在这趟旅程中，每位乘客都必须照护好自己的安全与健康，因为再好的医疗设备，也还是不如自己可靠。我自撰一副对联放在诊桌上，随时提醒自己和病人“治病信良医，保健靠自己”。

本书中所介绍的 103 岁人瑞崔介忱先生就是最好的榜样。他 40 年没看过医生、没用过健保卡，靠的就是持之以恒的运动和正确的保健。我观察人类生命发展的轨迹，就如同一条曲折的抛物线，任凭你有飞天遁地的本领，也难逃如来佛的“手掌心”。不过，人类虽然逃不出这个无情的自然法则，却可借着正确的保健方法，使生命抛物线继续延长，让这条抛物线慢些坠落。因此，本书所揭示的为人子女对父母必学会的人生 3 件大事——预防、照护与善终，就显得特别重要。

现代社会家庭成员常散居各地，不像过去农业时代，子女对父母可以晨昏定省、出告反面，所以除了子女外，每个人都应学会这 3 件重要的事情，以便早做准备。

我经常受邀至医疗中心或老人照护中心看诊，看到一些遭受“死亡套餐”折磨的无辜患者或临终老人，明明接近生命抛物线的尽头了，却仍忍受一些加工苟活的摧残，设身处地，我心中着实不忍。而晚辈眼看他们只能仰赖机器奄奄一息，不知怎样做才好，医护人员也只是奉命行事，久而久之大家也认为这样做才是理所当然的，其实并非当然。

现在《康健杂志》副总编辑张晓卉观宏察微，以黄胜坚院长陪伴他年逾九旬的双亲安享天年为例，希冀世人都能未雨绸缪，做好善终大事。

孟子说：“养生送死无憾，王道之始也。”相信这本前瞻性的大著，定能带给众多读者对于生命的另一种体察，做好书中提示的 3 件事，这是每个人在人生旅途中，至要也是必要的作为。

推荐序

新孝道，提供长辈有尊严的照顾

台大医院金山分院院长　**黄胜坚**

虽然生、老、病、死都是生命的一部分，可是台湾人对于死亡的议题却相当的避讳。由于平常不讨论、没有准备，一旦亲人碰到了，往往束手无策。而且台湾医界长期以来忽视这个问题，再加上医病关系日益紧张，因此，就算不是面对突然的“无常”，应该有机会逐渐老去、寿终正寝的老先生老太太们，也都接受不到最后一程舒适有尊严的照护。

台湾已进入老龄化社会，而且进展的速度相当的快。接踵而来的，老人症候群、失能、失智、虚弱、卧床、褥疮、高度依赖、忧郁、死亡及家庭负担暴增等，都不是靠医疗技术进步以及高度分科医疗所能解决的。

个人在临床上常常看到家属面对亲人的死亡陷入困境，最主要的原因是不知道病人本身的意愿，再加上不舍与放不下，以至于病人走得辛苦，家属也无法心安。

最近有机会参与本书的企划，深深感受到为了父母、儿女、配偶和自己的幸福，最好有能力能够“知老”、“认老”、“备老”以及面对死亡。企划团队了解坊间类似的书籍相当多，为了提高本书的可读性与教育性，因此刻意以读者的角度，设身处地地让读者很容易地就能知道要如何面对老化，能有机会陪着父母走到最后。

书中第一件待办事项——预防和发现，提醒大家及早察觉长辈失智、失能，从日常生活做起以预防卧床人生。医学无法返老还童，但书中告诉你可以健康老化、成功老化，用学习的心，让生活及社交更多样有趣。

书中第二件待办事项——照顾，陪伴失能父母，不留遗憾。临床上常常碰到长者不小心跌倒，反应好一点的，用手一撑，前臂骨折；反应慢的，股骨骨折；更差者，脊椎骨折或颅内出血，进入卧床人生。其实这些意外都是可预防的，随着父母失能的程度，真实地面对照护的负担，调整照护方式，尤其是千万不要忽视老人家的尊严，书中都有详细的阐述。

书中第三件待办事项——善终，为父母预约一个美好而有尊严的善终。其实，依据我自己的亲身经验，和父母谈死亡没有想象中的困难，主要还是你愿不愿意。我因为工作关系常常碰到个案，当新闻事件、连续剧情节、好友死亡等事件发生时，让老人家感慨叹气，想跟儿女谈谈后事规划，可是他们往往顾左右而言他，就是所谓的“天上掉下礼物常被反射性的漏接”。其实，这个时候只要一句：“爸爸，你有什么想法？”给长辈一个机会，他会说出心中的想法。书中告诉你面对生死决策，如何不后悔，如何有所为、有所不为，让父母有机会走得舒适尊严。无论你在青、壮或中年，都可在《牵爸妈的手——自在到老的待办事项》（台版书名）书中找到新孝道，其实也就是为未来的自己做准备。

推荐序
解万民对老年困惑的好书

弘道老人福利基金会执行长　**林依莹**

去年我深爱的96岁奶奶因身体不适，送进急诊室时，我正值生下我们家二宝的坐月子期，所以只能在家，无法到医院去。关于奶奶的照护，许久以前，我已事前安排家族会议，与爸爸、叔叔等亲人达成共识，不做不必要的急救。因此，陪在医院的叔叔心急地打电话给我，说他已经跟医生说不急救了，可是医师觉得我们很不可思议。于是我请叔叔将电话转给医生，我再次表达我们家族的共识，没想到医师狠狠地丢下一句话："我没看过你们这样不急救的家属！"奶奶就在急救的3天后走了。

看见《牵爸妈的手——自在到老的待办事项》（台版书名）书中指出，台湾的医师更应该诚实地面对死亡时，我心中的困惑被解放了。尽管自己从事老人照顾16年，但面对许多的老人生活与照顾，仍要面对许多抉择的难题。此书除了引进了许多国际性的前瞻观点，且深度融入台湾当下高龄生态的案例，深入浅出地诠释，实在是一本适合全民阅读的好书。

每个人都会面对老、病、死，可能是沉重的，但若有充足的准备与学习，相信从容安老、安详善终会是我们人人可及的人生句点。

前言

黄胜坚的故事

陪伴九旬父母安享天年

台大医院金山分院院长黄胜坚是台湾神经重症医疗权威，也是安宁缓和医疗[①]专家。母亲89岁、父亲94岁，他如何在大年初一时让老父签下预立安宁缓和医疗意愿书？近日查出父亲罹患晚期胃癌，他和兄姊却决定做最少治疗，为什么？

＊＊＊

体形黑壮，留着花白平头、络腮胡的黄胜坚，人称“坚叔”，是台湾脑外伤治疗顶尖高手，经常驰援各大医院抢救无数严重头部外伤、中风病人，医界称他是“台湾神经重症照护第一人”，至今仍经常受邀至大陆与世界各国演讲。

现在他更广被推崇的身份是陪伴末期病人“善终”的安宁照护专家。从台大总院加护病房，后来到云林分院，如今在新北市北海岸推展小区居家安宁照顾，一步一个脚印，希望台湾的病人在生命最后阶段少受苦，

① 台湾称缓和医疗，起源于一场基督教临终关怀运动。世界卫生组织对其定义为：姑息治疗医学，是对那些治愈性治疗不反应的病人完全的主动的治疗和护理。控制疼痛及有关症状，并对心理、社会和精神问题予以重视。其目的是为病人和家属赢得最好的生活质量。进一步解释为：“姑息治疗药坚定生命的信念，并把死亡看作是一个正常的过程，即不促进也不推迟死亡，把心理和精神治疗统一在一起，提供一个支持系统，使病人在临终前过一种尽可能主动的生活，对病人家属也提供一个支持系统，使他们能应付及正确对待病人生存期间的一切情况，以及最后自己所承受的伤痛。”——编者注

能握着挚爱亲人的手，走完生命旅程，生死两无憾。

黄胜坚是台大物理治疗学系毕业，后来考上学士后医学系（现已经停招）脑神经外科。回想刚担任主治医师时，用尽力气钻研临床照护技术，想办法把病人从鬼门关拉回来；直到一个个病人用生命教会他，有时拼命救，其实是加工、延长死亡时间。

回想17年前，担任主治医师，第一次面对自己的病人死亡，黄胜坚到现在仍感挫败沮丧。

那是一位在车祸中致严重脑损伤的女病患，即使根据经验已经知道回天乏术，那时被“医师以救人为天职”绑架的黄胜坚，还是咬着牙做心肺复苏术（CPR），压断病人肋骨、一再电击到空气中飘散着皮肤烧焦的味道，仍不敢罢手……直到病人的妹妹哀求叫停：“黄医师，你们辛苦了，放手吧，我不要姐姐再受煎熬了。”黄胜坚开始质疑对生命末期病人施予插管、心外按摩、电击、强心剂等所谓“死亡套餐”是必要的吗？“可是，医学院老师没有教我们，救不起来的病人怎么办？如何坦然面对病人死亡？”

第一次陪伴病人善终，和家属一起经历死亡幽谷，竟然是白发人送黑发人。病人44岁，严重脑外伤硬是被黄胜坚抢救回来，但据经验判断，从此他会变成植物人，一辈子需要人照顾：抽痰、翻身、喂食、清理便溺。几天后，病人的父亲在会议室，冷不防地对黄胜坚下跪，老泪纵横说：“我今年88岁，老伴也86岁了，如果我的独子变成植物人，要叫他们怎么办？”老爷爷打开门，指着老奶奶和三个不到10岁的孙子，两个是唐氏症，一个是红斑性狼疮。

“没出事前，我儿子媳妇在台北做工赚钱，孩子我们两个老的带，现在赚两万八的成了植物人，剩下一个月赚两万四的媳妇，要怎么活下去？求求医生你高抬贵手，放我儿子走吧，老的老、小的小！真的无能为力了啊……”黄胜坚心里纠结，以目前医疗，让病人继续活着，绝对没问题；但面对两个哭得肝肠寸断的白发老人，3个惊吓到挤成一团的小孩，救是不救？

看到医生沉思不语，老奶奶蹒跚向前，用枯槁的双手一拳拳捶胸，声音嘶哑悲切："在这个房间里，没有任何人比我更有资格做决定，因为儿子，是我的心头肉，如果还有办法可想，我怎么放得下？"成串眼泪淹湿衣襟。从医以来最痛苦的天人交战，让黄胜坚呼吸困难。几番深思后，他选择尊重老人家意见，让他们签下DNR（不施行心肺复苏术同意书）。

病人临终时，医护人员陪着老老小小一起围绕在病床边，老奶奶全身颤抖，却用手紧紧捂住嘴，不敢放声哭出来。黄胜坚内心波涛汹涌："这是我第一次放手让病人走，看着心电图，慢慢地、慢慢地变成一直线，心里的难过，不亚于他们的生离死别。"

当病人的心脏完全停止跳动，老爷爷拉着老奶奶，带着媳妇和3个孙子，向医护人员磕头："谢谢，谢谢你们，肯救我全家！"

"原来医生不是只有治病，让病人善终、陪伴家属也很重要。"坚叔说，年轻时，对困难严重的病例，总是先保命再说；等到救成植物人，整个家庭陷入困境，家属往往抱怨："早知道不会醒，会这样拖磨着，就不该硬要救下来受苦了！"累积多年经验后，对病情发展不乐观的病患，他会召集家属开家族会议，清楚告知"已经尽力，但没办法救了"，让家属决定是否要签DNR[①]，这样的会议黄胜坚已经开过近千次，就算家属

① 认识预立医疗自主计划（ACP）与不施行心肺复苏术（DNR）详细内容见214页。

拜托说凌晨3点看病人，他也会到现场。

黄胜坚在2003年取得安宁缓和医疗专科医师证照，展开每年上百场演讲推广善终理念，并把他在病床边看到生命流逝前的悲欢离合：医师比病人和家属还不能接受“医疗有极限”，用高科技极力加工，延长病人死亡过程，家属受二度伤害等真实情节，改编结集成《生死迷藏》《夕阳山外山》二书，希望帮助民众了解安宁疗护观念，预立选择DNR意愿；在亲人生命末期时，能主动询问医师、促使医师思考提供给病人家属“善终计划”，生死两相安。

两本书出乎意料地受到欢迎，“民众比医界还能接受DNR，连到小吃店吃饭，老板的女儿都拿出来给我签名。”黄胜坚说。然而他还是常被同人取笑，“只会开会和签DNR”。支持他走下去的是家属。病人往生后，家属常常会写信或打电话感谢他让家人安详而有尊严地离开人世，“这样一封信、几句话，就足以支撑我继续做下去。”

我是医生，但面对父母老病，一样忐忑。

脱下白袍，黄胜坚是人子、丈夫、爸爸，并在2012年当了外公，他也和大多数战后婴儿潮世代一样，必须陪父母走向暮年，开始衰病，逐渐失能。

特别不一样的是，他事先为父母准备好一张护身符，“预立安宁缓和医疗暨维生医疗抉择意愿书”，保障双亲的善终权。

56岁的黄胜坚是老幺，上有两个哥哥、3个姐姐，父亲94岁、母亲89岁，岳母86岁，家有3个老老族。

他自己早就在7年前签下“不施行心肺复苏术意愿书”，并在随身皮夹放着安宁心愿卡。黄胜坚认真告诉太太、台大物理治疗系教授曹昭懿：

“我不想哪天万一出事了，要让你愁眉苦脸，烦恼到底要不要给我插管、CPR，要不要又电又压地来折磨一回。”曹昭懿听懂了，跟着一起签下DNR，还找了他们已经成年的女儿、儿子当见证人。

黄胜坚的兄弟姐妹，因为在家族聚会时，常听他讲家属在遭逢亲人生命末期时该不该急救、牵扯出家族陈年恩怨，世态炎凉的故事，于是都签了DNR。

黄胜坚的母亲有退化性关节炎，经常因膝盖疼痛需到医院复健，此外日常生活都可以自己来。曹昭懿说：“婆婆从年轻到现在都很能干，把家务照顾得很好，而且她很能接受新观念、新东西，比方会去买最新的除尘机，用电动代步车省时省力。”母亲在看完儿子的书后，就在书后附上的意愿书上签下名字，要大儿子当见证人并保管。

黄胜坚的父亲十几年前曾因急性心肌梗死装血管支架治疗，之后健康状态都算平稳，直到迈入上寿开始逐渐下滑。2010年除夕前，父亲腹胀肚子痛进急诊，超音波发现是急性胆囊炎，医师学弟建议手术治疗。“不要，7天后就过年，不做手术！”父亲一口拒绝。父亲向来威严，子女没人敢和他对杠。住院第二天父亲开始发烧昏沉，只好用抗生素，用针穿刺引流脓液，幸好奏效，烧一退父亲就吵着回家。

除夕夜全家吃过团圆饭，黄胜坚想和老父谈DNR，被二哥一眼看穿，一脚拖鞋飞打过来阻止。大年初一，亲友们来拜年兼慰问，就听唉声叹气，母亲也跟着人前眉头纠结，人后眼红掉泪。晚饭后，大哥二哥不在家，黄胜坚憋不住了，可也很难开口。“说来奇怪，开始走安宁医疗，我和家属开过无数次家庭会议，解释为何应该签DNR，但面对自己父亲，反而难以启齿。”

黄胜坚赖到妈妈身边找她一起进房间壮胆，在父亲床沿坐下。

静静坐了一会儿，黄胜坚对父亲说："这是在为这个病苦恼吗？"

父亲看了他一眼，摇头又叹气。

"爸爸你这么大的岁数啊，人老辛苦病痛难免，万一怎样，总是要有个打算。"黄胜坚边说边用眼神暗示母亲。

"你这么疼孩子，不要让子孙后辈到时为难不好做人。"母亲说。

"你是说啥？啥意思？"

"你不是看过坚仔那本书？"

"是啦，爸爸你若是有签意愿书，真正是稳赢，无论怎样，我会尽量去争取，若是真的不能安然度过，一些让人不舒服的管子，会根据情况去掉。我全心照顾你，进可攻、退可守，请你相信我，签好放着，不输手上拿着一张王牌。"

"那你呢？签了没？"父亲问母亲。

"我早就签了。"母亲说得云淡风轻。

"那就拿来给我签一签啊！"

9点多，大哥回来看父亲。

"来来来，见证人在这儿，你们两兄弟来签一签。"

就这样，大哥那里保管了父亲、母亲的DNR意愿书。

深夜，黄胜坚和哥哥一起离开父母家，大哥念他："你真是敢，大年初一、大年初一耶，竟然叫自己老爸签DNR！"

双亲体力大不如前，又不肯从市郊搬家去和子女住，黄胜坚的大哥找朋友把他们住的房子改成无障碍空间，走道、浴室，到处钉扶手，避免老人家摔倒。并且珍惜每一次和父母共处机会。2012年10月，全家族陪父母去日本熊本龙庵，"以前小辈很少跟，现在大家都尽量挪时间，"黄胜坚一面滑着手机秀出今年新竹灯会全家福照片，一面幽幽感慨，"爸

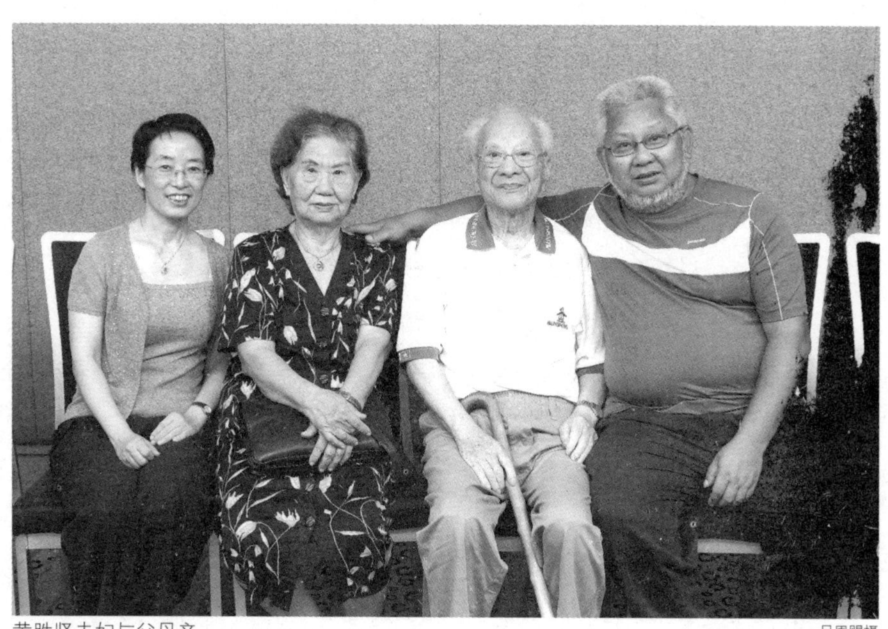
黄胜坚夫妇与父母亲　　吕恩赐摄

爸妈妈现在都不太能走了，能陪一次就少一次。”

最近一年父亲常觉得疲倦，检查发现是贫血作祟，血红素经常在 5～8 mg/dL（男性正常应 14～17），每次低到 5 点多精神变差，输血输到大于 7 精神就变好。今年 4 月份，黄胜坚去大陆演讲途中接到电话说父亲血红素又降低，解黑便、胎儿球蛋白（肝癌指数）飙高到 1100～1400 多（正常值小于 15ng/ml），计算机断层和腹部超音波也没看到什么，主治医师建议做胃镜查原因，父亲问黄胜坚有什么可能？

黄胜坚回答：“有可能是胃出血或大肠出血，要做胃镜和大肠镜才知。”

父亲想到以前做大肠镜“真痛苦”，私下回儿子：“有就有，没有就没有！现在人好好的，吃得下，做检查如果有东西，又没有要开刀。”但客气地对主治医师说：“院长说做就做。”把决定权交给黄胜坚，他左思右想，老人家的医疗还是愈简单愈好决定不要做，给简单胃药，注射铁剂。

有惊无险挨过4月，但6月再度因为血红素过低进急诊，终究还是做了胃镜，结果是晚期胃癌。“虽然我是医生，在爸妈生病时候，能够用专业词汇详细解释、预测病程发展；父母亲医疗决策经常也是我讲了算，但我还是经常在摸索，也有压力。”

如果那一天来了，要让爸爸在家寿终正寝。

现在父亲是母亲和外籍看护在照顾，平常上班日，他们兄弟每天晚上轮班一人回家里陪伴父亲母亲。

有一天父亲问：“坚仔，我是不是快死了，不然你们兄弟怎么天天有人回来？”

“妈妈照顾你很辛苦，我和哥哥就想说多回来看看你们啦！”听黄胜坚这么说，父亲不再多说，仍过寻常生活。

如何准备父亲的死亡？黄胜坚说，他和兄长讨论过了，如果父亲真正到那一天那一刻，在医务上、照护上是可以在家里寿终正寝。“如果我人在台北，爸爸一息尚存，我会教妈妈不要搬动爸爸，不要送医院，我赶上山去陪。若要送医院，就送台大金山分院，大伙儿都知道爸爸的想法，应该可以安详往生。我关心的是妈妈，告诉她简单就好，不要太辛苦。”

黄胜坚坦承：“即使这么计划，还是有些困难。”例如，他有一个姐姐也是癌症，正在接受化疗中，说垮就垮，万一她先走，该不该告诉？父亲要参加告别式吗？白发人送黑发人吗？不可能。但他老人家又很精，虽然最近的事情忘掉了，但记忆还是很好。

即使是医生，对生命终会如秋叶凋零的自然法则，亦是无法违逆。但黄胜坚多了一份准备，事先和双亲讨论，签下DNR。有了这张善终保证书，当父母人生即将谢幕，可以好好说再见。

孝敬父母，就给他们5种幸福

台湾正处在一个快速变老，但从政府到个人却没有准备好的状态里。

人口老化速度飞快。现在有263万名老人（至2013年5月底），也就是总人口每10人就有一位，2017年就进入联合国定义的高龄社会，比政府和学者预估的速度还要快；在2025年进入超高龄社会，每5位就有一位老人；到2050年，台湾将超越日本，成为全世界最老地区。依照现在老化速度，很快地铁不用再特别标示爱心专座，因为车厢里大半都是老人家了。

人口老化速度飙升

台湾再过4年就迈进高龄社会，再过11年就是超高龄社会

（本书出版于2013年）

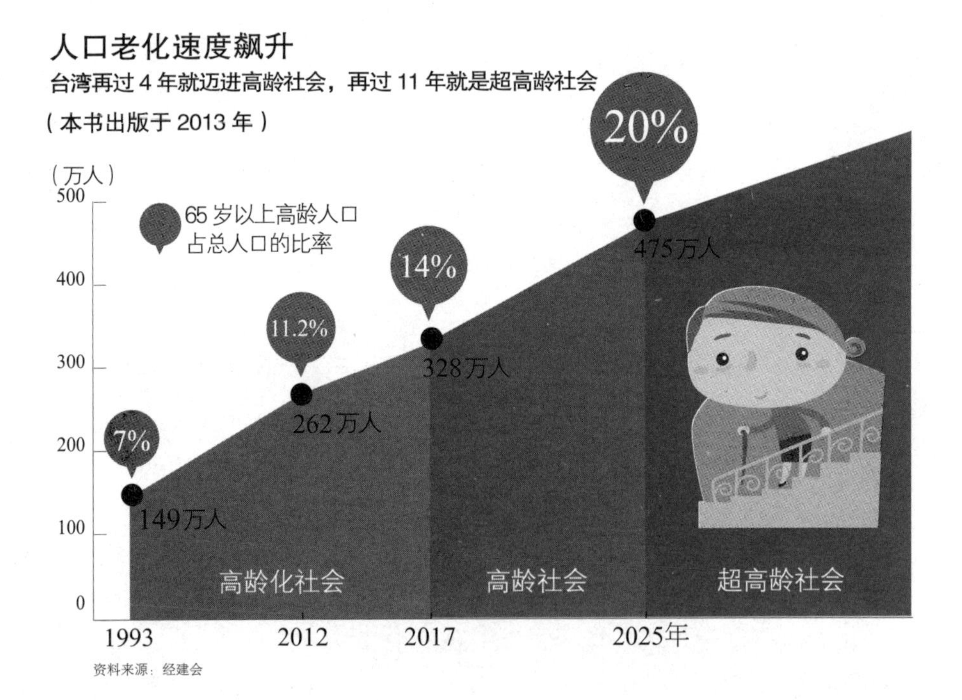

资料来源：经建会

根据世界卫生组织定义，年龄超过 65 岁进入老年期。后来又把老年再细分为初老（young old，65 ~ 74 岁）、中老（moderately old，75 ~ 84 岁）和老老（old old，85 岁以上）3 个阶段。

老化快，而且老老族大增变成挡不住的趋势。英国发布的一份长寿报告推测，2010 年出生的英国男孩会有四分之一的可能性活到百岁；2011 年出生的英国女孩每 3 人会有 1 人可能活到百岁。

台湾也站在这股浪头上。不过 60 年前，作家吴念真、小野、龙应台出生的上个世纪 50 年代，台湾人平均寿命才 55 岁，活到今天的银发族标准就算高龄，地方上若有百岁人瑞简直是大事。

如今，2012 年台湾地区最新居民平均岁数已拉高至女性 83 岁、男性 76.2 岁，年过百岁的长者有 1876 位。在这趋势下，初老族照顾老老族，亦即 65 岁儿女照顾 90 多岁父母的状况逐渐变得普遍平常；稍微留意每天报纸头版上的讣闻就可发现，老人家享寿的岁数，动不动就是 80、90 岁起跳。不管个人接不接受，老而弥坚的时代已经到来。

人类愈活愈老，势必对国家、个人带来冲击。

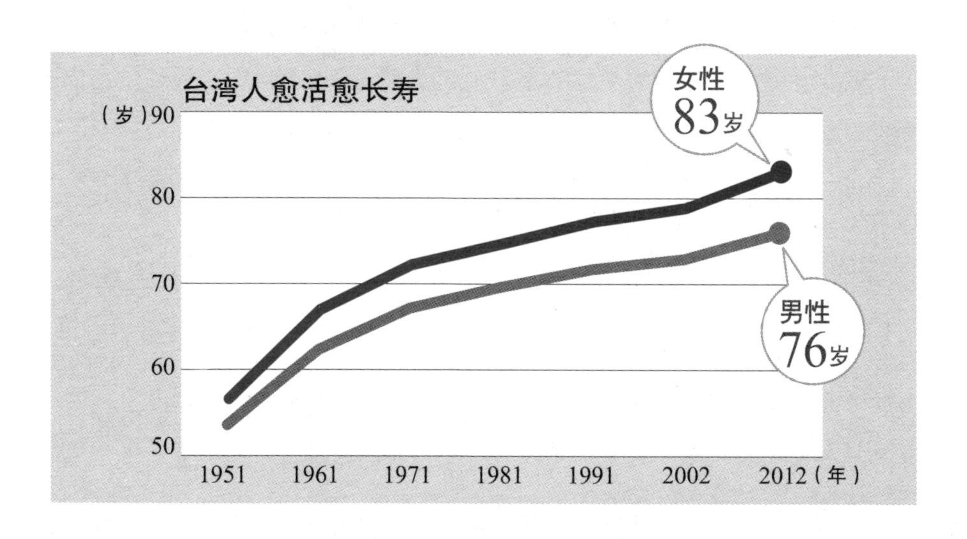

瑞士洛桑管理学院（IMD）发布《竞争力路线图 2013—2050》点出未来可能改变世界竞争力重大因素和事件时提到，许多先进国家，人类寿命大幅提高到 85 岁以上。对预防疾病，减少失能的支出，长期照护体系的负担变得愈大。

北欧等国家的经验发现，想要提升老年人的生命与生活质量，必须鼓励与协助老人过活跃健康的生活，打造一连串无缝的老人照护整合模式，从鼓励老人运动、参加小区活动、做志愿者等健康促进，到慢性病早期筛检、失能防治，到急性医疗、急性后期照护、机构式照护、居家式照护，目标是把疾病造成的失能压缩到临终前两星期才躺病床，才可能减少医疗与长期照护支出。

然而，和经济合作与发展组织（OECD）成员长期照护所支出的费用占 GDP 的比例相比，台湾长期照护预算可拿倒数第一名，瑞典政府用在长期照护老人的预算高出台湾地区 18 倍，日本高出 8 倍（下图）。

政府投入太少，使得台湾老百姓若想活得久、活得好，很大部分得靠自己和民间公益组织的力量。

许多老人家努力把晚年生活过得精彩。电影《不老骑士》《青春啦啦队》里的老爷爷、老奶奶勇敢追梦，感动无数人；103 岁的崔介忱爷爷靠

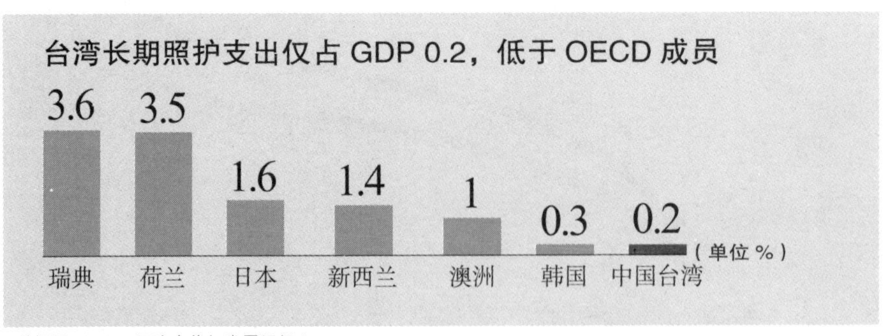

数据源：OECD（经济合作与发展组织）

着清淡饮食、每天做床上保健操二十式、健走 40 分钟，常怀宽恕心不与人计较，四处分享长寿之道，退休至今快 40 年没看过医生、没用过健保卡、没吃过一颗药。头脑清楚、没有老花，全口真牙、听力无碍，身手柔软到双腿可以分开近 180 度，可说是成功老化最佳代表。

相对于崔爷爷的生龙活虎，积极参与社会活动，台湾有近六成的老人宅在家，几乎不太爱出门。平均每天花三个多小时的时间看电视，只有一半的人（52.3%）过去两周有过运动。近九成老人家有慢性病，近两成日常生活功能有困难（失能），需要长期照顾的老人多达 33 万（12.7%）。这使得照顾年迈父母，变成许多人最切身的责任与重担。

有研究指出，家有一个失智老人会影响周遭 22 个人的生活。一旦长辈生病倒下，立刻冲击到整个家庭。

照顾老者的责任与重担正压着台湾的四、五、六年级生（1951—1970 世代）。这群中年儿女是知识、能力最好的一群人，心态比身体年轻、生活比上一辈优渥，但也担负着三明治世代的压力，既要养儿育女，更必须把父母，甚至爷爷、奶奶放在心上。

远距儿女与父母的亲情赏味期限，可能只剩 55 天

无奈的是，如今社会形态，父母留在老家，子女外地打拼的远距关系极为普遍，即便回家探视相聚，往往也是匆匆赶回去吃个饭就算尽了责任。

然而，亲情缘分是有赏味期限的。

日本推广孝敬父母行动的“亲孝行实行委员会”曾做过推算，假设父母现在 60 岁，能一直活到 80 岁的话，做子女的一整年只有过年过节大约 6 天时间可以回去探望，一天当中大约和父母相处 11 小时，计算下来，

在双亲过世前，真正可以相处的时间只有55天。

换句话说，即使过年过节都见面，亲情相处仍只剩两个月不到的时间，这样推想，总让人心头一惊。

如何在工作、家庭的压力下，守护长辈健康？台大医院老年医学部主任詹鼎正选择了和父母、103岁的外婆住在同一栋大楼，用最近的距离换取时间。43岁的詹鼎正是独子，外婆有中风、糖尿病、心脏衰竭、大肠癌等痼疾，父母年纪大了，身体也会拉警报，但家人都知道他在医院工作繁重，早出晚归，总是拖到觉得非处理不可了，才会打电话给他。

先前和父母分住两处，虽只是走路约二十分钟的距离，詹鼎正仍常常三更半夜才能从医院离开两边奔波，刚好父母家楼下有房子出售，“虽然经济负担更重，还是咬了牙买下来。”他说，“这样有问题我可以马上处理，爸妈要看孙子也方便，四代同堂可以彼此照顾。”

如果无法随侍双亲身边，至少要珍惜亲情共处时光。

48岁的美智从婚后住在高雄快20年，近70岁的爸妈和92岁祖母住台南。妈妈有糖尿病，每次回娘家，美智就会因为妈妈没有遵从医嘱吃药、相信广播电台推荐的健康食品降血糖而起争执。

后来她想，母女一个月才见一次面，何苦弄得剑拔弩张。于是刻意安排陪妈妈去看门诊，请医师调整药物、找糖尿病方面的专家讨论三餐怎么吃控制血糖，回家后美智帮忙把每天该吃的药物用分装盒准备好，把营养师为妈妈设计的每餐食物分量示范做一遍，这样一来测血糖立竿见影，成绩果然有效，妈妈看女儿这么用心，便答应先把电台产品搁一边，从饮食药物和运动去治疗糖尿病。

另个常见心态是，儿女以为父母会永远健康，一直守护着儿女。但真实世界是，就算现在父母看起来多么活力充沛，终须经历老衰病亡。

自然有其规律，春夏秋冬年年交替绵延。每个家庭，也循着生命轨迹，各自上演生老病死的剧本。如何陪伴父母终老，尽早警觉、预防或减少父母因病失能、长期卧床时间，临终前少受苦，避免“子欲养而亲不待”的遗憾，是每个为人子女的人生必修功课。

想要修好这门人生功课，有 3 件事子女可以着手实践：

1. 认识老化，了解什么是失能，如何在长辈刚受疾病攻击时就能够尽早警觉，尽快就医，延缓父母心智、生活功能退化，预防长期卧床。

2. 如果病痛找上父母，如何照顾、维持并发挥他们身体最大功能，自理生活；当父母轻、中、重度失能，如何找到对的资源，减轻照顾压力？

3. 为父母预约、准备一个美好尊严的善终。如果生命走到尽头，亲情缘分将抵达终点，怎样说再见，让逝者、生者都无怨、无悔、无憾？

学会 3 件事，获得 5 种幸福

源自《书经洪范》的五福：寿、富、康宁、攸好德、考终命。换成今天的语言就是“五福临门”：希望能长寿、生活富裕、健康平安、修养美德，以及自然衰亡得善终。若能得到这 5 种幸福，应该是美好圆满的人生。

以台湾现在的生活水平，若能知足惜福，大部分的老百姓是可以稳定地平安生活，然而怎样做到像瑞典、芬兰等北欧国家的老年人，超过九成可以在自己最熟悉的家里安心老去，即使生病失能，也可以找到资源尽可能发挥最大生活自理能力，直到死亡前两周才卧床，走完人生，台湾老人失能卧床平均 7.2 年，还有很大努力空间。

尤其是最后一种幸福：“善终”，因为科技进步，健康保险医疗造成医疗生态扭曲，许多医师与民众对人生要怎么结束仍停留在旧观念里，使得台湾生命末期病患的临终路布满荆棘，受尽插管、电击、心外按摩、强心剂等“死亡套餐”的折磨。

如何老有所安，达到五福境界，需要学习与准备。学会尽早警觉生活失去功能（失能）征兆，及早发现、降低疾病对健康冲击，延缓父母心智、生活自理能力退化，压缩卧床时间，并且预约一个美好、人道的告别，《康健杂志》与兆丰国际商业银行文教基金会，以及台大医师群共同合作，希望为父母、将来的自己，找出答案。

1

第一章 | 发现和预防

及早察觉长辈失能、失智，预防卧床人生

崔介忱的故事

全口真牙，轻松伏地挺身 108 下，退休至今没用过医保卡

每个月第一个星期天上午，台北火车站前的一家老字号饭店 3 楼特别热闹。

已经成立 33 年的“健康长寿早餐会”，几十位来自军、警、学界，年龄加起来超过 3000 岁的退休长者，每月交 400 元（新台币），齐聚一堂享用自助早餐，同时聆听会长余帆邀请的专家演讲。举凡海内外时事、艺文、健康、生活体验等，都是探讨主题，其中最多、最受欢迎的是养生之道。演讲结束，这群秉持活到老、学到老的长辈便围着专家发问讨论，合影留念。

6 月聚会这天，早餐会成员、103 岁的崔介忱也成了大伙儿争相合照的焦点。崔爷爷可说是目前台湾知名的百岁健康代言人，每当听到他说自己是 1911 年出生，周围的人莫不张嘴发出惊叹声，除了外貌看起来顶多 80 岁，最让人佩服的是他身形挺拔，身高 169 厘米、体重 62 公斤并保持多年。头脑清楚、无老花，眼力好到拿起名片就可念出名字和电话号码，全口真牙还拿下第一名优胜，听力正常，声音洪亮，退休至今快 40 年没看过医生、没用过医保卡、没吃过一颗药。

最叫人佩服的是崔爷爷身体柔软，双腿可以分开近 180 度，弯腰向前，头可以轻松碰到地面，脚拿起来挂在脖子上，轻松伏地挺身 108 下，只要不下雨，每天在住家附近小公园健走 12 圈，或到大安森林公园走 40

分钟。崔爷爷说，提倡每日走万步活动的纪政曾邀他代言活动，一起健走时连年轻人都赶不上他。

问崔爷爷的养生秘诀，他立刻滔滔念起自个儿编的顺口溜：

“饭勿吃太饱，觉要睡得好，运动每天做，营养不可少。

尽量找快乐，切莫寻烦恼，赤子心常在，百年也不老。

不做亏心事，人格比天高，为人不贪墨，子孙也逍遥。”

他解释，退休后每天9点睡觉，4点醒来便开始练“床上保健功夫”。这是年少时从察哈尔省涿鹿县（今河北省张家口市涿鹿县）清凉寺的光明法师学到的招式，从顺息呼吸开始、手指梳头、按压眼睛、搓揉耳朵，接着揉腹、摆臀、提肛，然后踢腿、挺腰、仰卧起坐、弯腰共20个动作，逐一唤醒疏通全身器官机能，重点是要每天锻炼，“不进则退，当初一起练的三十几个人，后来都没有继续练，好几个归天了。”崔爷爷这套功夫在网络上广为流传，他也不计较版权，大家健康就好。

饮食上，崔爷爷一定吃早餐，豆浆、稀饭都可，饮食多蔬果、不迷信有机产品，买传统市场蔬菜，先泡水20分钟，再冲洗烹调。不挑食，但少吃肉类、油炸、冰冷、重辣重咸口味，每餐七分饱，晚上7点以后只喝水。不抽烟、喝酒、嚼槟榔。

话到舌边留半句

崔爷爷有两子一女，现和老伴、孙女同住，他和93岁的崔奶奶结婚76年，几乎没吵过架，今年刚选上台北市金婚夫妻，也曾当选过模范父亲，他认为儿女有各自的工作与生活，长辈不要老是要求晚辈晨昏定省，要放得下，心情才会平静，“没事对着镜子笑一笑，人就快乐了。”

崔爷爷也勤于社交活动，经常至老人福利协会、同乡会分享养生之道。碰到有些老者唠叨旁人长短，爷爷总提醒“话到舌边留半句”，心里

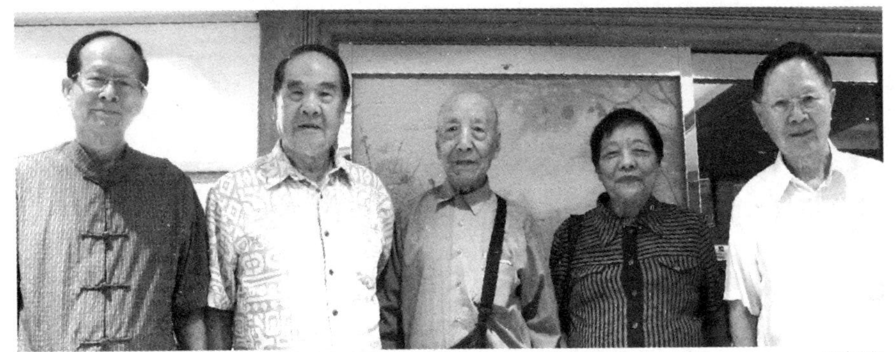

健康长寿会成员崔介忱爷爷（中）与国医董延龄（左一）、会长余帆（右一） 张晓卉摄

清楚就好。一边说，一边还忙着从随身包包拿出他整理的“天天醋姜、常保健康”、“床上保健功夫简述”、“长寿健康穴”等资料分享给众人，谆谆提醒“常常做、每天练习，一定可以像我一样有健康身体，活到125岁没问题。”

美国麦克阿瑟基金会曾召集16个跨领域的生物、神经心理、社会、遗传生化学家组成小组，针对不同老人做长期追踪观察，并陆续发表研究发现，尔后结集出版《成功老化》（Successful Aging），之后经其他学者修正后提出，正面积极变老，有以下目标：

1. 预防病痛与残障。

2. 维持脑力与心理功能的正常运作。

3. 不断对社会有贡献，保持人际关系，积极参与生活。

4. 乐观进取的人生观，正确信仰与适度的宗教活动。

崔爷爷可说是成功老化的代表。身心健康活动自如，并且神采奕奕地参与社会活动。

年迈就会体衰？
老化的1%法则

作家小野的母亲80岁时，仍然每天清晨5点天还没亮就起床，一个人顺着台北市大安区的福州山山路，慢慢地爬到山顶的凉亭，跟着老师学外丹功。“妈妈的一双腿啊，从小时候离开大陆家乡开始，跑遍福建沿海工作，又跑来台湾生儿育女，为生活马不停蹄地奔走，到老都还每天动。”

到人生最后几年，两腿日渐无力，但母亲不相信就此跑不动了，想尽办法找病因。“我们带她去好几家医院，但就是查不出什么，医生说：‘你妈妈就是衰老了。’到后来，靠轮椅行动，大部分时间得躺着，后来，连说话都很吃力，但她到过世前那个下午都神志清楚，还平静地说‘我要死了’。”接受《康健》专访时，想到母亲的样子，小野的语气变得不舍。

每个人都会老，但为什么有的人身体机能下滑得快，有的人慢？岁月会在身体、心智凿下哪些刻痕？

老化的1%法则

人的老化是个复杂过程，包括先天遗传、后天生活形态、慢性疾病等都会交互作用影响老化过程。

整体而言，从30岁以后，身体大部分器官系统的功能，会以每年下

岁月，会在老人的身体留下哪些凿痕？

眼睛：老花眼，白内障，色彩辨识、对比能力变差。

耳朵：耳蜗与听神经退化，对于高频的声音比较难听清楚。

鼻子：嗅觉退化。

口腔：味蕾数目、唾液分泌减少，对咸味变得迟钝，口味愈吃愈重。

牙齿：牙周病，牙齿松脱、掉落。

心脏血管：高血压、冠状动脉硬化、心律不齐。

气管肺脏：呼吸道纤毛减少，清除分泌物能力减退，肺泡逐渐失去弹性，肺活量变差，容易感染肺炎。

肠胃道：胃酸分泌减少，肠子蠕动变慢，容易胃食道逆流、消化不良和便秘。

泌尿道与肾脏：频尿、尿失禁、肾功能下降。

骨骼肌肉：骨质疏松，腰椎、膝盖退化，关节炎。

皮肤：干燥、皱纹、白头发、掉发。

大脑神经：神经元数目减少、反应变慢，平衡能力降低而容易跌倒，大脑血清素、正肾上腺素和多巴胺等神经传导物质容易失衡。

心智功能：注意力、记忆能力降低，因为生病，器官功能衰退而容易焦虑、失眠，甚至忧郁。

降 0.8% ~ 1%的速度衰退。成大医院老年医学科主任张家铭医师表示。

人为什么会变老，台大老年医学部主任詹鼎正提出两派老化理论说法。第一派主张，人会变老，取决于基因时钟，是先天的。另一派认为，人的老化是后天因素，由器官长期磨损和毒素累积造成。因为食物代谢过程中产生自由基，会去攻击伤害人体细胞，进而造成组织、器官一步步走向衰亡。“两派都有可取之处，但也都有局限，老化现象应该是先天基因、后天环境与疾病等，都扮演重要角色，这种现象称为常态性老化（usual aging）。”像崔爷爷 103 岁还耳聪目明、身体柔软有弹性，应该是每个银发族想达到的成功老化境界，不过，大部分的人走的是常态性老化的路径。

老化不等于生病

詹鼎正表示，常态性老化有三大特色：

1. 变异性很大：每个人都以不同速度老去，同一个人身上的每个器官老化速度也不同。

2. 生理储备量逐渐减少：各个器官或多或少都有储备量，比方：一个肾脏就可以发挥过滤身体废物功能，维持生命，另一个肾脏就是储备量。但在老化过程中，储备量逐渐丧失，一旦碰到外来压力，老人家就比较难维持身体恒定状态。例如年轻人感染了病毒，可能引发小感冒，若是85岁老奶奶被传染，可能就演变成肺炎。

3. 年纪愈大，愈容易生病：许多致病因子经过岁月累积才会产生作用。詹鼎正强调，一般人总会把老、病画上等号，其实不然。年纪大之后冒出来的慢性病，其实肇因于长期以来的生活习惯。

有人好奇，长寿是否有家族遗传？

一个人是否能“呷百二”[①]，家族遗传确实扮演重要角色。发表在《新英格兰医学期刊》的研究发现，百岁人瑞的父母亲活到90多岁的概率是他人的7倍；兄弟姊妹活到90岁的概率为他人的4倍；人瑞的子孙也比一般人健康，罹患高血压、糖尿病、心脏病及中风的比例比较低。就算得了上述常见慢性病，也会延后2 ~ 8.5年才发病。

但这项研究也指出，同一家庭成员拥有的不只是基因，还包括相同的饮食习惯，以及对运动、对事物的见解等有着同样的态度，显示后天生活习惯和价值观同样对长寿有重要影响。

许多研究也指出，大约只有三成的老化现象，是由遗传决定。并且，年纪愈大，遗传基因对我们身体的影响愈小，环境与生活方式的影响愈大。

① 在闽南话里“呷百二”有满满的祝福之意，祝福可以长寿，活到120岁。——编者注

耶鲁大学外科暨医学史教授，以《死亡的脸》获得美国国家图书奖的许尔文·努兰（Sherwin B. Nuland）在其著作《一位外科医师的抗老秘方》提到，如果把人体比喻成机器，有些人的身体天生就可以比其他人使用得久，人类继承父母而来的基因会影响身体每个器官和整体寿命，因而家人长寿的人通常自己也比较长命，但后天适当地维修保养和合适地使用更重要，不只能提升人体功能，也能延长寿命。

努兰医师说，在机器上，我们可以区分已经损坏的零件和长期使用而有些磨损的零件之间的差异；同样在人体上，也应该区别衰老和确实生病的不同。虽然老化容易使人罹患某些疾病，但老不是病，而是许多疾病的风险因素，年长者比较难抵御疾病入侵，但衰老并不是一种病。

比如，中风就是一种疾病，而非衰老的正常程序。中风经常是因为血管硬化病变而发生，然而，大部分八九十高龄老者，非但没有中风，而且只要警觉到中风的概率随年岁增长而升高，并采取适当做法，就可预防或者减少其影响。阿兹海默症、帕金森综合征、缺血性心脏病、癌症、骨质疏松骨折，以及其他种种疾病，都是比较老的身体容易发生的疾病，但不应被当成老化的必然结果。

想要长命百岁无病痛，要靠平时保养

许多人可以无病无痛到高龄，更有些人在耄耋时，身体这部机器有些零件耗损（台湾银发族近九成有一个慢性病在身），虽失去以往一些效能，但并没有重大残障失能。对这样的长者而言，最后让他们致命的疾病往往历程比较短。

努兰医师指出，买过车的人都知道，只要精心保养零件，不但能延长零件使用年限，还能增加整部车的寿命。同样的，在保养身体的做法上，医疗科技的改进相较没那么重要，因为等到身体器官已经，或快要故障时抢救，成效远不如平时的预防和保养，而医界也愈来愈相信运动、饮食、戒烟和健康活跃的心灵是长寿的关键。即使光阴无情地侵略我们的细胞、组织和器官，只要在较年轻时适当保养照料身体，就能降低、减缓，有时甚至能逆转时间造成的影响。

老化≠生病

老化		生病
年龄增长造成身体机能减退	原因	特定疾病造成身体功能下降或丧失，例如感染病毒得流感并发肺炎
身体各个层面都会发生的功能退化	影响层面	多侵犯特定的细胞、组织、器官或个体
30岁以后，以每年0.8%～1%的速度，慢慢、持续地进行	速度和过程	或快（几天） 或慢（几个月或一两年）地进行
若是正常老化，生活可自理，如吃饭、如厕、购物、运动、旅行等	执行日常生活功能	视疾病不同，可能不影响生活功能，也可能一下子就无法进食、上厕所或行走，容易发生跌倒等意外
最后常常是机能上不可逆的衰退至生命终止	治疗及后果	若能了解致病原因，则可能预防、控制或治疗，对生活功能的影响则视损伤严重度而定，可能有恢复改善的机会

数据来源：台大医院詹鼎正医师，成大医院张家铭医师

让老人保持
健康的 3 个关键

1 善用健康检查，为父母健康把关

每年 3 月 1 日起，是台北市预约老人健康检查的时间，几家医学中心的号码牌炙手可热，一票难求，可以媲美年轻人痴迷的小巨蛋演唱会。

台北荣总中正楼大厅，体检开始前两天就围起一圈又一圈红线、摆满椅子、备好号码机、用大大的字体注明挂号规则，严阵以待健检当天摸黑出门，4 点多就到医院，等着抽号码牌预约体检成功才放心的爷爷奶奶们。体检名额最多的台大医院开放一半 1500 个网络预约，“秒杀，不到半小时就满额了”，抢手状况让詹鼎正医师吓到了。

但老人家对体检的热衷程度似乎有城乡差距。

“中老年身心社会状况追踪调查”发现，全台其实只有一半（52.3%）的受访老年人自述过去一年有做全身健康检查。新北市万里卫生所主任叶源洁说，乡镇地方没有地铁、公交车班次有限，老人出门得自己骑车或靠年轻人开车，除非体检活动车开进小区活动中心，不然很难特地跑一趟。还有，大部分人其实搞不清楚老化和生病的差别在哪里，常常把一些身体病痛当成是年纪大造成的，等到发生跌倒、中风等意外，才惊觉病情严重。

检视 2011 年 65 岁以上老人十大死因就会发现，体检确有必要。会夺去银发族性命的疾病，包括癌症、心血管疾病、糖尿病、高血压等，多达7项是与慢性病有关。这些慢性病如能早期预防筛检和诊断老人身体功能变化，给予积极治疗，就可避免或延缓失能的发生，可以提升老人生活质量，维护老人生活权益及生命尊严。

现在各县市每年会定期公告举办免费老人健康检查及保健服务的时辰，主要是以成人体检为基础，再依据预算、各县市老人健康状况差异，搭配不同组合、套餐（下页表）。

例如，新北市因为平均每12人就有一人因肝病死亡，特别添加B型肝炎表面抗原、C型肝炎抗体、肝功能（GOT、GPT）检查，若发现肝功能异常，再提供腹部超声波追踪。

所有县市中，只有台北市分A、B套餐，共同项目除了成人体检项目外，还包括忧郁症筛检及认知功能评估、跌倒风险评估，A套餐多了甲状腺激素免疫分析、心电图、甲型胎儿蛋白检查、胸腔X光检查、口腔筛检，每年都可选择；B套餐则是提供腹部超声波，不过需隔一年才能再选择。

血压、血糖、胆固醇、体重最重要

很多长辈担心免费体检项目太少，但家医科[①] 医师提醒，项目不是愈多愈好，必要的检查才是重点，才能真正达到预防保健的目的。因为健康检查看的不是症状，有症状就已经到了治疗阶段，体检看的是疾病风险，所以应针对风险做适当的检查。以国人十大死因来看，脑中风、心脏病、糖尿病、肾脏病等都跟血压、血糖有关，因此银发族最重要的检查就是量血压、血糖，还有体重、腰围、血脂（包括总胆固醇、三酸甘油酯、高密

① 家医科，擅长处理民众常见的健康问题，及各式健康检查。提供民众最适切的医疗保健服务并将预防医学理念与周全性、连贯性照顾融入一般体检门诊与住院健检中，推动院内科际间之转介、照会与联系。强调走向社区的健康照顾扩大社区参与，社区卫教，支援责任区家户建立访视并提供后续性医疗保健及居家照顾服务。——编者注

老人免费健康检查项目有哪些?

基本检查		可了解的健康问题
身体检查	个人及家族健康史、身高、体重、腰围、脉搏、身体质量指数、血压、视力、颈、口腔、牙齿、耳鼻喉、胸部、腹部、四肢及骨关节之一般检查、肛诊	了解身体基本功能及体格是否正常、营养状况
尿液常规检查	外观、酸碱值、尿蛋白、尿糖、尿潜血、尿血球分析及尿细菌数	肾功能不良、肾病症候群、糖尿病、胆道阻塞、泌尿道出血、发炎、结石
血液常规检查	白细胞、血红素、血色素、血小板	血液凝固功能、贫血、细菌性感染、病毒性感染、败血症、白血病、血癌
血脂肪检查	总胆固醇、三酸甘油酯、高密度脂蛋白胆固醇、低密度脂蛋白胆固醇	脂肪代谢异常、动脉硬化症与心血管疾病风险
肝功能检查	GOT(谷草转氨酶)、GPT(谷丙转氨酶)、白蛋白、球蛋白	肝病、肝功能异常、肝硬化、脂肪肝、急性肝炎、慢性肝炎、肝肿瘤等
	甲型胎儿蛋白、腹部超声波(部分县市提供)	
肾脏功能检查	肌酸酐、尿素氮	肾脏病、尿毒症、脱水
痛风检查	尿酸	痛风疾病
糖尿病检查	饭前血糖	糖尿病、低血糖
胸部X光		肺结核、肺炎、慢性下呼吸道疾病如肺气肿、慢性气管炎等
心电图(部分县市提供)		心脏功能、心律不齐、缺血性心脏病等基本评估
台湾地区国民健康署四癌筛检方案: 粪便潜血检查(50~69岁每两年一次) 乳房摄影(45~69岁每两年一次) 子宫颈抹片检查(30岁以上) 口腔癌筛检(抽烟或嚼槟榔等高危险群)		大肠癌、乳癌、子宫颈癌、口腔癌
跌倒风险评估、忧郁症筛检及认知功能评估(部分县市提供)		

注:各县市老人健检项目各有差异。

制表:杨心怡

资料咨询:北医附设医院家庭医学科王森德医师

度及低密度胆固醇）、尿酸等，这些数字控制好，就能照顾好最常见的慢性疾病。

针对肾脏病，老人体检一般都会提供尿蛋白及肾功能抽血检查，包括尿素氮、尿酸、肌酸酐等，部分县市还会换算成肾丝球过滤率（GFR），对肾功能评估能更为精确敏感。

老人体检还结合了台湾地区国民健康署的四癌筛检方案，包括乳癌、子宫颈癌、大肠癌、口腔癌，提供乳房摄影、抹片检查、粪便潜血检查、口腔癌筛检，这些也是必要的筛检，及早发现，可以及早治疗，因此呼吁银发族多利用。

不过现在国外有些证据显示，年满 65 岁以上，如果之前做过抹片而结果都正常，可以不需要再做抹片检查。因为子宫颈癌发生年龄多是生育年龄，停经后的妇女罹患子宫颈癌的概率很低，但前提是，这些长辈之前都有定期做抹片检查。如果女性长辈从未做过抹片，还是应该做个检查，毕竟子宫颈癌的发展进程长，不要等到晚期才发现。

胸部 X 光也是一项必要检查。虽然胸部 X 光对侦测肺部肿块不是很准确，但老人十大死因中，肺炎排名第四，慢性下呼吸道疾病第六，透过胸部 X 光，可帮助发现肺结核、肺炎及一些老人常见的慢性下呼吸道疾病，如肺气肿、慢性气管炎等。

另外，肝指数、肝功能检查对台湾银发族也很关键，包括 GOT（谷草转氨酶）、GPT（谷丙转氨酶）、甲型胎儿蛋白及腹部超声波。台湾地区 1986 年以前出生的居民，都没有在出生后接受乙肝疫苗[①] 注射，因此带原比例高，肝癌也是 65 岁以上居民癌症死因第二位。有些爷爷奶奶从没抽血测

① 乙肝疫苗形成于 1986 年；1991 年疫苗应用于高危人群，主要为儿童；2009 年起，中国各级疾控部门对 15 岁以下未接种免疫的人群，免费补种乙肝疫苗。——编者注

过自己的乙肝、丙肝带原状况，需格外注意。

有的县市老人检查还提供跌倒风险评估。事故伤害占 65 岁以上死因第十名，研究发现，65 岁以上长者是跌倒死亡的最高危险群体。长者因肌肉萎缩、肌耐力丧失、平衡功能衰退，或因为失智等脑部认知功能退化，容易跌倒，长者跌倒次数愈多，并发症层出不穷，死亡的概率也大幅提升。

除了身体检查，长辈心智问题也渐受重视

老人的健康照护中，心理健康问题也很重要。自杀人口中，以 65 岁以上最多。因此，台湾不少县市开始将忧郁症筛检纳入老人体检中，通过简易的忧郁量表，评估长辈有忧郁症的可能性，以便帮忙转介至精神专科。

另外，部分县市也提供认知功能评估。“极早期失智症筛检量表（AD8）”共有八大题（83 页表），包括长者是否出现判断力上的困难（如落入诈骗陷阱、买了不合适的礼物）、对嗜好的兴趣降低、重复相同问题或陈述、学习使用小器具上有困难（如打错电话、不会使用遥控器等）、忘记现在月份和年份、无法处理复杂的财务与忘记约会时间，不再由长者答题，而是询问家属，希望能更早期发现长辈的失智症状，减缓失智症的恶化速度。

2 打预防针，击退流感、肺炎

每到秋冬流感肆虐季节，台湾地区疾病管制署就会鼓励老人尽早接种疫苗，主要是因为老人的生理器官与免疫系统功能随年龄增长逐渐转弱，这样一来老年人比年轻人更容易受到感染，因此接种疫苗也是老人预防疾病保护健康的关键。

目前台湾地区疾病管制署建议老年人接种的疫苗有：

● 流行性感冒疫苗①

每年一次约 10 月开始，免费。台湾地区 2011—2012 年有 1704 人得流行性感冒，银发族和幼儿是最容易得流感而且死亡率最高的两大族群，接种流感疫苗可以有 70% ~ 90%保护效果。

● 肺炎链球菌疫苗

65 岁以上接种一次，需自费，部分县市 75 岁以上可公费接种。如果在 65 岁前接种过肺炎链球菌疫苗，建议年满 65 岁再接种一剂；若年过 65 岁没有接种过，打一剂即可。

3 建立长辈个人的医疗记录，用药列表

再光鲜亮丽的老爷车，零件仍可能出状况，保养得再好的身体，用久了，还是会有毛病。重点是利用体检或者有症状时尽快就医找出异常，正确治疗控制。

65 岁以上老人自述曾经医师诊断罹患慢性病项目数

慢性病	1 项（%）	2 项（%）	3 项以上（%）
男性	83.7	60.6	39.2
女性	88.5	71.2	52.4
全体	86.2	66.1	46.0

数据源：台湾地区国民健康署 2009 年“国民健康访问调查”

注：慢性病包括高血压、糖尿病、心脏病、中风、慢性阻塞性肺疾病、气喘、关节炎、胃溃疡或十二指肠溃疡、肝病、髋骨骨折、白内障、肾脏疾病、痛风、脊椎骨刺、骨质疏松、癌症、高血脂、贫血等。

① 大陆地区流行性感冒疫苗为计划外免疫疫苗，价格也有地区差异，一般在八十多元到一百多元。卫生部的《中国流行性感冒疫苗预防指导意见（试行）》中重点推荐 60 岁以上人群；慢性病患者及体弱多病者；医疗卫生机构工作人员，特别是一线工作人员；小学生及幼儿园儿童接种。9、10 月份是最佳接种时机。——编者注

依据台湾地区国民健康署办理的2009年居民健康访问调查显示，近九成（86.2%）老人自述曾经医师诊断至少有一项慢性病，患有3项以上慢性病的女性长辈超过半数。高血压（46.7%）是排名第一的最普遍的老人病，其次是糖尿病、关节退化、女性骨质疏松等。

老人家一旦知道自己得了慢性病，通常会有两种态度，一种是开始治疗，乖乖听医疗人员建议把血压、血糖控制下来；但另一种、也是大多数长辈很固执，抱着"又没有什么不爽快（症状），没关系啦"，放任被称为沉默杀手的高血压、糖尿病、肾脏病等，悄悄侵蚀身体器官，哪天有个风吹草动，比方病毒、暴怒、天气变化寒流突然来袭时，便可能兵败如山倒，引发中风、心肌梗死、肾脏衰竭而失能，从此过着吃饭、翻身、便溺要靠他人服侍照护的卧床人生，拖累儿女，才知付出大代价。

想要照顾父母健康，做子女的可以帮他们建立一份个人的医疗记录，用药列表，见到父母嘘寒问暖之余，也可根据记录了解、掌握父母治疗状况；就医时携带这份记录，可以提供医师诊疗所需要的背景资料，这比外出游玩帮他们求平安符更重要且有意义。

特别是在台湾地区目前的医疗体系里，病人只要带着医保卡就可自由到处看病，但各医疗院所的病历彼此不流通，医师可能不知道病人有其他的健康问题，因此诊疗开药容易有误差。

78岁的吴奶奶在3家不同的医院、诊所看高血压、胃食道逆流、皮肤痒。有一次感冒咳了一星期，很痛苦，想到大医院挂号拿药要耗去一整天，于是去住家附近新开的一家诊所就诊。医生问过症状开药，吴奶奶服用两天觉得咳嗽好很多，却突然在半夜解出大量血便，整个人几乎晕过去，家人赶紧陪她急诊。急诊室的医师认为，诊所医师在不清楚她病史的状况下，所开的感冒药对胃肠造成过度的刺激，才引发肠胃出血。

第一次找新医生，尽可能陪父母去

子女陪父母求诊，不但可以减轻父母的心理压力，更可以为父母和医生之间搭起沟通的桥梁，特别是因为某些症状（例如解尿次数变多、小便以后马桶有蚂蚁在爬），或者检查报告异常（譬如饭前血糖太高），第一次必须看某一个特定专科时。

看诊时子女可以协助父母清楚描述症状，还可以帮助询问医生，检查或治疗必须考虑的事项，例如：

- 身体可能出了什么问题？需要做哪些检查？
- 为什么要使用这种药物或治疗？有没有其他的治疗选项？
- 治疗期间需要注意什么？后续可能发生什么状况？
- 日常生活起居如何配合，可以帮助疾病复原或者控制下来，避免并发症。

如果有医疗记录、药物列表，医师就可以很快掌握病人状况，斟酌开药。这份医疗记录在父母独居，万一有紧急状况时，更可以帮助急救的医护人员，尽快决定采取哪些行动，因此除了家里，最好在父母随身的皮夹或皮包中，也放置一份。医疗记录和药物列表可参考格式（见下两页表）。

昏、痛、喘，立刻去急诊

老年医学科医师提醒，老人家一旦出现：昏（意识不清）、痛（急性疼痛）、喘（呼吸急促），要立刻送急诊。

实用指南

帮父母建立个人的医疗记录

姓名：　　　　　　　　　　生日：　年　月　日　　　性别：

病名	确定诊断年月	就诊医院科别	医师姓名	药物或其他治疗

为父母建立药物清单

建议用以下格式帮长辈整理出一张清单，

回诊时提供医生审视有没有重复用药或药物交互作用，减少不必要的用药及副作用。

姓名： 生日： 年 月 日 性别：

过敏药物名称	症状	重要疾病史（含住院和手术）	现有症状

药物名称					
剂量					
服药方式					
开药原因					
常见副作用					
禁忌症					
开始服药时间					
建议					
开药医院 / 科别					

保健食品					
名称					
用法					
效用原因					
改善状况描述					
服用方式					
开始服药时间					
建议					

制表：林芝安

什么叫失能？
如何判断长辈有没有失能？

日本知名作家曾野绫子在74岁的时候写《晚年的美学》说到，年轻的时候，觉得能走、能吃、顺自己的意愿排泄等，都是很自然而然的事。“然而，七八十岁以后，会慢慢地了解，凡事不再理所当然了。腰和膝开始疼痛，寸步难行；装假牙、患胃病，想吃不一定吃得下，排泄不顺畅是最严重的通病。等到需要人家换尿布时，有人甚至感到连尊严都失去了。”

确实，每天早上睁开眼睛、下床、上厕所、刷牙洗脸、吃早餐，换衣服、出门走路去搭地铁……看似简单的日常生活作息，在身强体壮的时候，几乎都可轻松无负担地完成。如果渐渐感觉做起来吃力，或者有一天突然大病倒下，丧失照顾自己生活上衣食住行的能力，就是失能。

依据台湾地区国民健康署定义，如果长者自述在6项日常生活活动（ADLs，Activities of Daily Life）当中，有任何一项有困难，即为失能。这6项包括：进食、洗澡、穿脱衣裤鞋袜、上厕所、上下床移位、平地走动。

失能可分为轻、中、重程度

日常活动锁定的是自己能吃饭、行动、如厕等功能，如果可以，进一步就要能够打理自己的生活所需，比方上街买菜、下厨做菜。

曾野绫子也提到，老人家应该尽可能地自己购物、亲自做料理。“做菜是一种复杂的头脑训练，要购买食材、计算价格、用刀子切割食物，还要记冰箱有什么食物等，尤其我常把剩下的食材做成好吃的菜，甚至会开发新菜色，这些都需要综合性地运用思考。”

台湾“长期照顾十年计划”对失能的定义，除了日常生活活动（ADLs），还把工具性日常生活活动（IADLs，Instrumental Activities of Daily Life）列入评估。包括：上街购物、外出活动、食物烹调、家务维持、洗衣服。

“长照计划”结合日常生活功能（ADLs）和工具性日常生活功能（IADLs），定出轻、中、重度失能标准：

失能程度	评估标准
轻度	经 ADLs 评估后，6 项有 1 ~ 2 项需协助
	经 IADLs 评估，5 项有 3 项以上需要协助且独居的老人
中度	经 ADLs 评估后，6 项有 3 ~ 4 项需要他人协助
重度	经 ADLs 评估后，6 项有 5 项以上需要他人协助

每两个老老人有一人失能，女性失能比男性多

台湾地区国健署的最新调查发现，台湾老人的失能比率接近两成（17.4%）；年纪愈大，失能情形愈严重。初老族（65 ~ 74 岁）的失能率是 8.3%，但老老族（年过 85 岁）的失能率已达近五成（下页表）。

比较老爷爷和老奶奶的失能情形发现，女性长者不管在哪一个年龄层的失能比率皆高于男性；在 65 ~ 74 岁这群较年轻的长辈，女性失能比率甚至为男性的两倍。

为什么老奶奶失能的情况比老爷爷严重？

主要原因是女人比男人长寿，活得久，却不一定健康。比方，老奶奶比老爷爷缺乏运动，65 ~ 74 岁初老族的运动率，女性 55.1%，男性 61%；75 ~ 84 岁中老族女性 43.6%，男性 56.6%；85 岁以上老老族会去运动的女性是31.4%，男性47.7%。台湾地区国民健康署署长邱淑媞指出。

未来 25 年，台湾失能老人快速增加 2 ~ 3 倍

世界卫生组织主张：老年人的健康应以整体功能为主要考虑。《康健杂志》访问多位老年医学科专家也强调，照顾老人不能只看“病”，而要把老人当成完整的“人”看待，从预防失能角度，全面评估长者身心功能，早期介入处理，减缓退化预防失能，达到健康老化而非长期卧床的处境。

台湾经建会推测，台湾银发族的失能状况将随人口老化快速攀升，自 2011 年至 2036 年，65 ~ 74 岁失能人口增加超过 2 倍；75 ~ 84 岁增加将近 3 倍；而 85 岁以上失能人口增加更超过 3 倍。未来失能老人的照顾需求，将是台湾地区长期照护体系必须面对的主要人群，亦是最严苛的挑战。

老老族近半数失能，失能女性比男性多

	全部（%）	女性（%）	男性（%）
整体	17.4	21.6	12.9
65 ~ 74 岁	8.3	11.0	5.2
75 ~ 84 岁	25.7	32.9	18.8
85 岁以上	44.6	49.7	38.9

注:失能的定义是自述“有任何一项日常生活活动（ADLs）有困难”，其活动项目包括进食、洗澡、穿脱衣裤鞋袜、上厕所、上下床移位与平地走动等 6 项。

数据源:台湾地区国民健康署 2009 年“居民健康访问调查”

从走路的样子，
就可看出早期失能、失智

除非刮风下大雨，否则92岁的素英奶奶都会出门走走。有时去分别住在台南市不同区的3个女儿家；有时住在高雄88岁的妹妹会搭火车到府城找她品尝小吃；周六则固定和一群爷爷奶奶在安平老街大榕树下聚会用午餐。

素英奶奶脑子里有一张她自己的公交车时刻表，记录着几点几分、在她家巷子口裕农路站牌搭上哪一班公交车，可以到达今天的目的地。

这天，她穿着藕色开襟上衣、棕色长裤和白色棉袜运动鞋，亮闪闪的银色卷发罩着咖啡色发网，拄着雨伞拐杖走出家门，看起来就像个慈祥的日本老奶奶。

不过，因为左大腿关节退化，使得老奶奶走路有点蹒跚歪斜，而且疼痛，曾经想要开刀，但医生儿子认为手术不一定有效，持反对意见，老奶奶只好打消念头。

虽然走路会痛，她仍坚持每天得出去走走，而且她发现，拄着拐杖稍微走快一点、走远一点，好像也可以减轻些许疼痛，“要多出去走路，不要一直在家看电视，不然头脑、身体退化得快哦。”已经当了阿祖（曾祖母）的她认真地说。

素英奶奶的观念是对的。越来越多研究指出，从走路就可以看出长辈是否有早期失能、失智的征兆。

老人家平均行走速度，应该每秒大于 1 米

走路，对大多数人来说是件轻松自然的事情。其实，要做到说走就走、说停就停，必须靠我们大脑神经系统与骨骼肌肉系统协调合作才办得到。年纪增长，大脑细胞会因老化而逐渐减少，走路所需的神经控制与协调就会变得比较差。虽然老人家行动会比年轻时慢一些，但应该可以维持平均每秒大于一米的速度，研究发现，行走速度慢的老年人，存活率比较差。

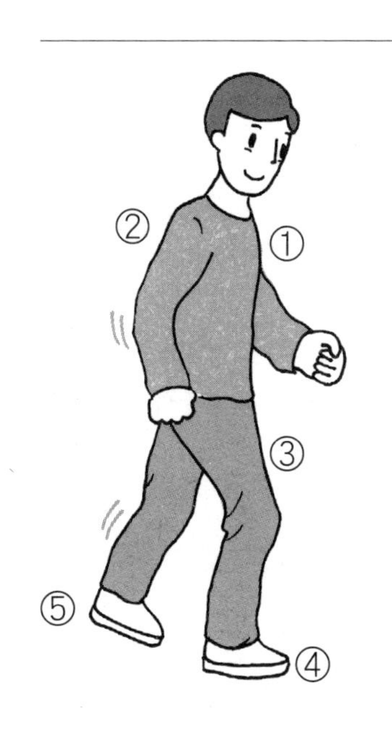

虚弱老人常见的走路样子

① 上半身往前倾
② 驼背
③ 大腿肌肉无力，抬不起来
④ 脚尖没办法往上
⑤ 步伐变小，容易左右摇晃

然而，《康健杂志》的“照顾父母健康，你做对了吗？”大调查发现，竟有近八成（78%）的受访者认为老人家走路越来越慢是正常的，这样的误区应该尽快纠正。

通常，会造成老人行走速度变慢的几个原因：平衡感不好、关节疼痛、肌肉无力、视力不佳、周边神经病变、中风、帕金森氏症或者害怕跌倒的心理障碍，使得老人家的步伐变小，经常小碎步走，这反而容易步态不稳，提高跌倒的风险。

走路速度慢，也是失智症警讯。研究发现，失智症病人在行走速度、步态、步伐长度等，比同年龄的老年人还来得小。

美国波士顿医学中心的研究团队，针对2410位平均年龄62岁的受试者，进行步行速度、手握力和认知功能测验。追踪11年发现，走路速度慢的人在65岁后失智的比例，比走路快的人高出1.5倍，这项研究指出，步行速度较慢，与脑容量较少，和记忆、语言、判断力测验表现较差都有关系。

如果想知道家里长辈的行走速度表现，可以试着做“5米步行测验”。用走路速度来当成评估失能或失智的工具之一，就像用年龄、性别、抽烟习惯、身体质量指数（BMI）等指标去评估罹病风险，是一种简单、几乎不花钱的做法，仅仅需要一个秒表（或有秒针的手表、手机）和一条可标示距离的走道即可。

实用指南

5米步行测验

如果想知道家里长辈的行走速度表现，可以做此测验。

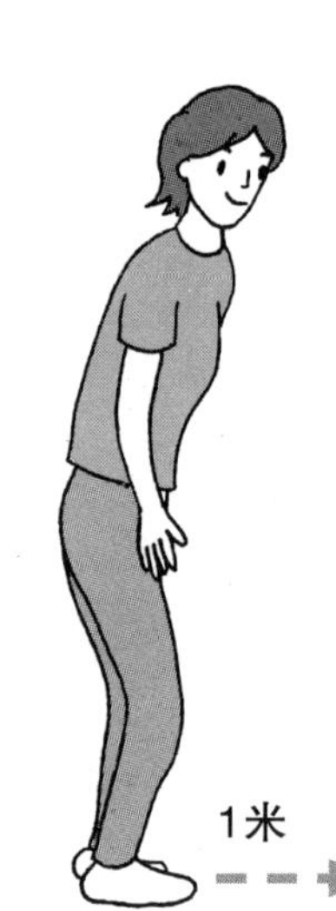

① 利用家中客厅、走廊，或者公园水泥或红砖道，可以标示7～9米长度的走道，测试距离5米，前后各留1～2米（长度共7～9米）当作缓冲，标示出5米的起点和终点。

② 请长辈在起点前1米（或2米）站定，然后用平常舒服的走路速度往前走到终点，当长辈走到起点标志的地方开始计时，走到终点标志停止。

③ 请长辈用比平日快的速度（例如赶红绿灯）再走一次。

1米 5米 1米

说明

以平常舒服的速度行走，应该可以5秒内走完5米（亦即每秒走多于1米）。若走得太慢，建议至医院做进一步评估。

失智症病人走路重心容易歪到一边

走路的样子亦是观察长辈是否有早期失能的重点。例如：

· 罹患帕金森氏症的病人走起路来会有身体前倾、步履缓慢、小碎步前进、身体摆动减少、突然往前冲等特点。

· 正常颅压脑积水的三大症状之一是走路小碎步（另两个是记忆力退化、来不及上厕所，常尿在裤子上）。

· 失智病人行走时，重心偏移程度比一般老人明显。因为平衡感和协调性不好，所以重心会飘移，只要一个走不稳就很容易跌倒。

想知道长辈平衡能力好不好，可以试着做“静态平衡感测验”。

实用指南

静态平衡感测验

1. 请长辈站立且双脚依照图示动作，不可使用辅助器材。
2. 每一个动作维持 10 秒钟，双手与身体可摆动摇晃维持平衡。
3. 完成一动作后，可进行下一个动作，共 4 个动作。

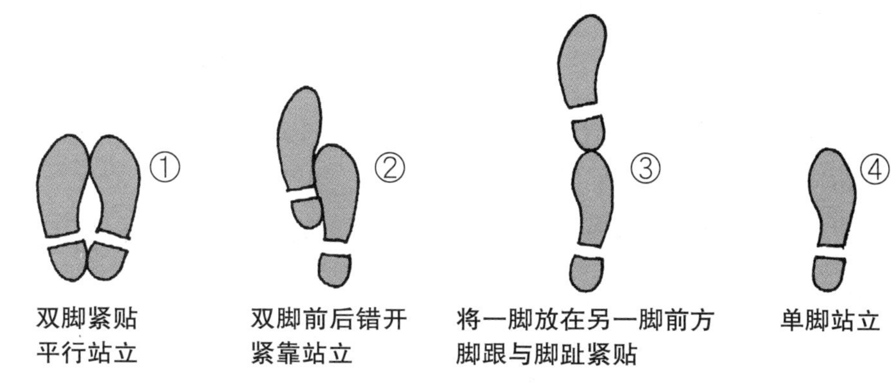

说明

如果每一个动作无法维持 10 秒，建议到医院做进一步评估。

如果长辈的行走速度或平衡感测验异常，建议就医查病因治疗，若单纯是年迈造成走路较慢、平衡感退步，建议可以在家常做抬腿运动，或是骑固定式脚踏车，强壮大腿、小腿肌力与耐力(106页)。想要训练平衡感，可以踩在软垫上，把脚一前一后站立训练，并练习走直线。

把行走速度测验放入小区筛检，找出失能、失智高风险群

台大老年医学部主任詹鼎正指出，住在小区的老年人，在出现失能或失智之前，常常有一个是相对可逆的，适合介入的时期。如果能在这段时间透过健康检查，利用快速简单的筛检工具，比方行走速度测验、失智症筛检量表，将有助于从小区中找出将来容易发生失智、失能的高危险群，或者从筛检中找到轻度失能的老人家，然后安排转介医疗院所，尽快接受后续评估的流程，确立诊断，给予治疗。

若是失能、失智高风险群，可以提供卫教课程，改善个人和环境的风险，譬如加强打造安全居家环境、体能、认知训练等，目的是延缓发展成失能与失智的时间，或者提高轻度失能、早期失智长者的生活质量，将有助于降低家庭未来的医疗负担。

台大医院金山分院从2013年开始，把失智、失能筛检，纳入小区老人健康检查活动里。早期失能检测项目包括：5米行走测验、手握力、身体组成、平衡检测、跌倒风险评估问卷等；失智症则是采用极早期失智症筛检量表（AD8）（83页）为工具，至2013年6月底已经举办了3场大型小区体检活动。

初步统计前两场、约280位住在金山、万里、三芝和石门区，参与小区筛检的爷爷奶奶的健检结果发现，失智和走路速度、是否容易跌倒相关，和失智症筛检量表（AD8）正常的老人相比，AD8大于2分以上（属

高风险群，或可能已经失智）的长者，在5米行走测验的速度也比较慢，“金山分院的初步筛检结果与许多研究发现吻合，相当漂亮。”台大医院神经部医师邱铭章检视筛检数据，点头肯定，并建议下一步可以想办法从饮食、运动、卫生教育、小区联谊活动等方式，降低或延缓长辈们失能或失智的进展。

7 个失能信号提醒老人尽快就医

1 吃得愈来愈少

吃得下、食量正常是观察银发族健康的重要指标。

台湾地区前红十字会会长、律师陈长文的母亲在 90 岁过世，回忆与母亲相处的最后 3 年时光，陈长文相当懊悔的事情之一是，当母亲愈吃愈少，甚至不吃东西时，他没有用心去找原因。

陈长文提到，虽然跟母亲同住，但他因为工作因素，回家用餐时间比较晚也不太规律，因此除了周六日时，全家会一起出去吃饭，平常则是各吃各的，母亲也是自己一个人吃。

在餐点准备上，家人虽然很认真，但后来仍发现母亲吃得不多，有时候甚至根本不吃。“这让我很烦恼，但我只是觉得很烦恼，也没细心去想，母亲是不是不喜欢食物的味道，有没有其他可以引起她食欲的食材，或者母亲根本就是没胃口。久了，有时她不吃东西，我还因为焦急而渐渐变成不耐烦，我会问母亲：‘你为什么不吃？’我不但没有用心去找原因，甚至还觉得母亲在找麻烦。如果时间可以倒流，我绝对、绝对不会对母亲不耐烦，我会用心去想原因，体贴母亲的心情与处境，不会让同样的情形再发生。”

"一个老人家如果可以把饭菜吃光光，多半是健康的。"台大医院老年医学部主任詹鼎正说，比起其他身体系统，胃肠道衰老现象比较不明显，比较确定的是老化会使胃酸分泌降低、胃排空时间延长，以及胃肠蠕动减慢等。因此老人家的胃出问题，通常是来自疾病或者药物造成的后果。

哪些疾病或药物会引起胃部不适？比方糖尿病、慢性肾脏病、帕金森氏症患者常有胃排空变慢（胃瘫）问题；慢性阻塞性肺病（COPD）的人常会喘咽而吞下一堆空气导致胃胀；有些治疗忧郁症的药物会抑制肠胃蠕动消化，某些血糖药物会影响口水分泌，影响食欲和消化；因为老化造成胃排空时间延长，易使药物有更多时间停留在胃部造成伤害。统计指出，服用非类固醇类消炎止痛药（NSAIDs，常见商品名如 Aspirin、Ibuprofen 等）的老人家发生溃疡的机会增加 5 倍。

牙口不好，例如龋齿、牙周病，造成老人牙齿脱落，或者装了假牙密合度不佳、植牙后没有好好照顾，都会影响咀嚼。有的则是因为嗅觉及味觉退化而导致胃口不好，无福享受美食，食欲和食量变差。

此外，失智症、忧郁症等神经或精神疾病，也容易让老人丧失食欲。陈长文提到，他的母亲在阿兹海默症渐渐恶化后，已不会自己吃东西了，甚至会指着汤问家人："这可以吃吗？"

台北荣总神经内科曾对 51 位、平均年龄 76 岁的轻度及中度失智的阿兹海默症患者，以及 27 位、平均年龄 71 岁的正常老人做过详细的问卷及检查。结果发现，一年当中，55%的阿兹海默症患者体重减轻，而对照组只有 15%有体重减轻的情形；有 26%的阿兹海默症患者曾拒绝吃东西，且 29%患者胃口不佳（正常组只有 11%）。再进一步分析，发现造成影响体重减轻最主要的两个因素是胃口不佳及疾病本身的问题。推测是因为阿兹海默症的病变起于脑部的颞叶，而此部分与人类的记忆、情绪、饮食行为及体重调节有关。参与这项研究的刘秀枝医师在她的文章中指出。

2 站不起来、走不远、转不开玻璃罐头盖子

如果发现爸爸愈来愈常把玻璃瓶装的酱瓜或果酱罐头递给你，说他打不开；或者以前可以轻松拧干毛巾，现在变得比较吃力；没办法从椅子上一次站起来，需要靠支撑物才能起身；爬不动楼梯；过马路时，才走到一半，就变成红灯了。如果答案“是”比较多，那么他可能有肌肉减少症[①]（sacopenia）。

肌肉流失对老年人的影响，是近年高龄医学界热门研究议题。欧盟老年医学会理事长米歇尔（Jean-Pierre Michel）引述研究发现表示，10% ~ 15%的老年人患有肌肉减少症。

人体肌肉约占体重的 30% ~ 50%，实际的肌肉量要看个人健康程度和体脂肪量而定。随着年龄增长，肌肉的组织、强度、耐力会减弱。

有研究指出，从 40 岁到 70 岁，肌肉量每 10 年约减少 8%。换算下来，如果一位女性 30 岁时身上有 20 公斤肌肉组织，到 70 岁会减少到 15 公斤。

詹鼎正指出，肌肉和骨骼都是影响身体能否正常活动的关键。肌肉量减少、肌力下降首因是老化，老年人即使体重不变，身体脂肪比率也会提高，并堆积在腹部内脏层和器官，造成全身肌肉质量减少。

除了老化，老年人活动量下降、能量耗损较低，腹部脏层的脂肪会释放许多发炎物质，影响内分泌，又易使肌肉持续流失，造成恶性循环。肌肉减少症不但会增加骨头和关节负担，增加跌倒、骨折风险，进而卧床或住院，行动受限，更加重肌肉流失速度，增加死亡风险。

① 肌肉减少症，临床上也将其称为“骨骼肌衰老”或“少肌症”，指的是由衰老引起骨骼肌下降和肌力减退。——编者注

3 身形缩水

日本国民作家井上靖在其记录母亲罹患失智、衰老的《我的母亲手记》中写道："母亲本来就生得瘦小，80 岁之后瘦得更明显，整个人仿佛萎缩了一样，将她抱在手上，感觉她好像全身只剩骨头的重量；从一旁看她起居活动，脑中不觉浮现的是'轻如枯叶'这样的字眼，……每次看到母亲都觉得比上次缩小一轮。"

肌肉减少症、骨质疏松，都是闽南语俗谚"老了倒缩、消瘦落肉"的可能原因。中年以后，骨密度会愈来愈低，骨骼结构组织会开始变细、折断或塌陷，身高也会因压迫性骨折而逐渐缩水。骨质疏松易发于女性，主要是因为更年期后建构及保护骨骼的雌激素浓度降低，会加速钙流失。

根据台湾地区国民健康署统计，全台约有 160 万名骨质疏松患者，其中 95 万人是更年期的停经妇女。然而骨质疏松也非女性专利，男性到了 65 岁左右骨钙流失的速度就和女性差不多，75 岁以后罹患骨质疏松的情形和女性一样普遍。

台北慈济医院神经外科医师黄国烽有一天回彰化老家探望父亲，70 多岁了身体仍可以抱孙子玩、忙家中杂货店的各种琐事，甚至搬运货品。但黄国烽从父亲忙碌的身影中发现：爸爸好像变矮了（少了 2 ~ 3 厘米）。加上父亲曾经因为载货摔车骨折过，随着老化过程骨质会流失更快，5 年前黄国烽开始给父亲口服治疗骨质疏松的药物，偏偏黄爸爸认为自己能走能动，又没生病，所以没有认真按时吃药。

最近，黄国烽抽空带父亲检测骨密度，想验收吃药成果，看到检查报告吓了一跳，骨密度 T 值竟然是 –3.4，还发现两处骨折，已达到严重骨质疏松症的标准，只好改用针剂治疗，避免因服药顺从性差，而影响治疗效果。

多数人和黄国烽的父亲一样，不知道自己有骨质疏松问题，经常是发生骨折了才知道自己骨质疏松非常严重。台大医院骨科部肿瘤及脊椎骨科主任杨荣森指出，台湾人的骨折率很高，大约每20分钟就有一人髋部骨折，且脊椎与手腕骨折的情形也很严重。据统计，约有三分之一的台湾女性一生中会发生一次髋部、脊椎或手腕骨折，男性也有五分之一的风险。一旦发生这种严重的骨折，不少人因此就卧床而失能，甚至因感染导致死亡，对家族及医疗资源形成很大的负担。

台湾骨质疏松医学会建议，3个方法可以及早发现长辈是否有骨质疏松：

·"332"骨质疏松检测准则

·骨密度检测：骨密度检测是最直接、准确的方法。目前的检测方法有定量超声波（QUS）及双能量X光吸收仪（DXA）。市面常见的免费骨质疏松测试通常是测量足跟骨与胫骨的QUS。而DXA测的部位则是腰椎与髋骨，国际医界普遍认定DXA的准确度高，是诊断骨松症的黄金标准，而超声波的结果只能当作筛检参考。

332骨松检测准则

随着骨密度愈来愈低，骨骼结构组织会开始变细、折断或塌陷，身高也会因压迫性骨折而逐渐缩水。

因此骨质疏松学会提出"332"检测口号。

第一个"3"是现在的身高比过去矮了3厘米以上；第二个"3"则是后颈与墙之间的距离大于3厘米；"2"代表肋骨最下缘与骨盆之间的距离小于2厘米。

如果出现这样的情形，很有可能已经是骨质疏松候选人了。

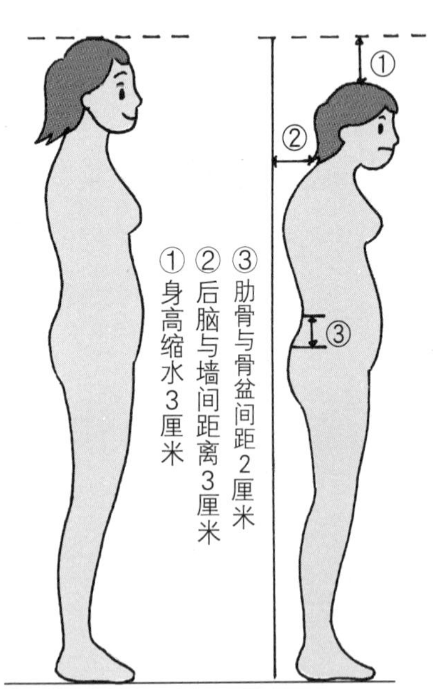

骨密度检测报告里的 T 值的意义

骨质密度测量结果	骨质疏松程度
T 值＞－1	骨量正常
－1 ≥ T 值＞－2.5	骨量缺乏、低骨量
T 值≤－2.5	骨质疏松症
T 值≤－2.5 且骨折	严重骨质疏松症

· 骨折风险评估工具（FRAX）：临床统计发现，一半以上的骨折病患骨密度没有低到骨松的程度，可见骨折同时还受到其他风险因子，如抽烟、饮酒、药物（类固醇）、疾病、年龄等因素影响。世界卫生组织（WHO）在 2008 年设立 FRAX，鼓励民众上网（http://www.shef.ac.uk/FRAX/tool.aspx?country=2）检测，计算未来 10 年发生骨松导致骨折的概率。计算完会得出两个数字，当 10 年内主要骨质疏松性骨折（包括髋骨、脊椎、肱骨及桡骨）的概率大于 20%，或髋骨骨折概率大于 3%时，就被视为高骨折风险病人，应考虑积极治疗。（林芝安、张晓卉）

4 耳背，听力愈来愈差

知名华语歌手、曾在美国奥斯卡颁奖典礼现场演唱电影《卧虎藏龙》主题曲的李玟，最近接受媒体采访时提到，自己个性坚强，即使在美国流行歌坛打拼被当成是拉二胡的，遭受不公平待遇也能挺得住，但亲情是她最大弱点，内心深处无法承受她最依赖的母亲日渐年迈且重听[①]，一想到就忍不住崩溃掉泪。

李玟是遗腹子，还没出生爸爸就去世了。9 岁时，一家移民美国。身为医生的李妈妈一手将 3 个女儿抚养成人。1994 年她来台湾发唱片并迅速走红，干练的妈妈总在她身旁张罗一切。

李妈妈今年 75 岁，近年重听日益严重，母女沟通已成问题。每每想

① 重听，指听力下降，听音失真，为耳聋之轻症。——编者注

到不能跟妈妈自在聊天，李玟就止不住眼泪："妈妈是我头号粉丝，这几年她耳朵重听，听不到我的歌了！"她说做子女的最怕的就是这个。而偏偏"妈妈比较固执，不愿戴助听器，甚至不想看医生"。

耳朵是除了眼睛之外，第二重要接收外界讯息的器官。老人家听不清楚，虽不会致命，却会影响心理健康和生活质量。试着想象一下，当家庭聚会时，大伙儿谈天说地，孩子们开心嬉闹，爷爷或奶奶看得见欢乐场景却听不到，无法顺利与家人、朋友沟通，会有自卑、被孤立的感觉，也可能变得容易猜忌，久而久之失去社交的动力，生活会更孤僻，人也会容易忧郁。

最近一项研究更发现，听力下降可能会使老人对外来信息产生误解，使得大脑重新调整既有的认知架构，造成听力有障碍的年长者大脑老化速度反而比全聋的人还快。

儿女应该在日常生活中留意长辈与人沟通情况，当发现有以下多项症状时，就应该尽快带他们到医院耳鼻喉科做检查：

- **电视、音响开得特别大声**
- **说话太大声**
- **经常没听见电话、门铃声**
- **经常听不清楚电话中的交谈声**
- **听不到别人在背后喊他或在背后跟他说话**
- **经常误解别人说话的内容**

有时候，老人听力障碍是短暂的，比方外耳道耳垢栓塞、耳道塌陷、耳朵霉菌症、中耳积水以及中耳炎并发耳膜破洞等疾病。有些药物也可能引起听力退化，常见像是高剂量的阿司匹林、利尿剂、抗生素、治疗勃起功能障碍、肺动脉高血压，以及癌症化疗的铂金类抗癌药物等，长期使用都有可能对听神经造成影响，导致突然地听力降低或丧失。还有，若是单侧的听力问题，较多是疾病引起，患者多是难以听到音量小的声音。

老年性的听力障碍，多是两耳同时发生，且患者听得到，但听不清楚或无法忍受大声。因为年老而造成的听力障碍，多属于“传导性听力障碍”，通常多是听不到音量小的声音，但若把声音放大后，就可以听到。如果确定是老化引起听力障碍，可以和长辈讨论是否要去配助听器，或者选择使用现在市面上辅助听力的产品，例如可随身携带的声音扩音器，像手机一样放在耳边，按下按钮即可听得更清楚。

老年医学科和耳鼻喉科医师建议，碰到有点耳背或重听的长辈，讲话音调要尽量低沉，讲慢一点，最好可以面对面跟长辈讲话，并附带些手势、表情，帮助长辈理解。（李佳欣、张晓卉）

5 常揉眼睛、看东西雾煞煞

作家简媜在《谁在银闪闪的地方，等你》中描述：“奶奶一向健康，从不服药，连一罐保健食品也没让我们买过。她又是极端忍耐的人，从未对人喊这痛、那痛，若有小恙，‘睡一下就好’，果然也就好了。如今回想，我们对她身体老化过程是疏忽的，在欠缺侍老经验与医疗常识的情况下，忽略了她是一个这么坚强、独立的人，靠自己默默消化身体衰老所带来的不适，不愿占据我们的时间带她寻医，等到她出声说：‘眼前怎么雾蒙蒙的什么都看不见？’一检查，角膜溃烂，已是不可挽回。

那几年，全靠我妈我姑我妹带她四处求医问药，天南地北都去了，束手无策。

随着视力衰退，我们察觉必须从她的角度来与她相处，而不是从自己的习惯，家中摆设位置不可随便更动，以免靠空间记忆及触觉摸索的她在自己家中迷路，扶她走路，必须比卫星导航还详尽，要不，她会因害怕而

不敢举步。

80 岁左右，视力流失殆尽。……世界在她面前降下黑幕，直到 100 岁。”

视力障碍不仅妨碍老人家生活起居，影响生活质量，也是跌倒、车祸等意外的危险因子，还可能造成心理伤害。

台湾地区健康研究院与国民健康署对老年人调查发现，在自认视觉功能变差的老人中，约有四成会有忧郁的情况。如果长辈抱怨眼睛酸涩，常揉眼睛，看书报很吃力，东西看起来雾雾的，或者发现他们愈来愈常眯着眼睛、走路经常撞到门或桌角，最好陪伴去眼科做详细的检查。

根据台湾地区国健署调查，造成台湾 65 岁以上老人视力障碍最主要的疾病为白内障，其次则是视网膜的病变（包括糖尿病引起的视网膜病变、近视性黄斑部退化、老年性黄斑部病变），再其次为青光眼与角膜疾患。

● **白内障**

眼睛水晶体混浊，看东西好像有一层薄膜挡在眼前，影像雾雾的。当出现眩光、畏光、影像重叠、近视增加变快，进而影响生活质量或行动安全性时，就要考虑开刀。手术是治疗白内障的唯一方式，药物、饮食、运动帮助不大。

詹鼎正表示，近期有研究发现手术治疗白内障，可以降低髋部骨折风险，而且手术相对安全，“如果到了应该开刀的时候，请放心去做。”

● **视网膜黄斑部病变**

这是台湾中老年人失明三大原因之一，平均每 3 ~ 4 个老人，就有一个可能罹患老年性黄斑部病变。早期没有明显的视力异常症状，等情况逐渐严重，病人才会感受到中央视力变差。症状包括：看出去的景物中间有黑点或阴影，看到的影像会变形、直线扭曲、书报上的字体模糊等，造成阅读和近距离工作困难。

老年性黄斑部病变，至今还未有可靠有效治疗方法，也无法痊愈。一旦发现病变，会以手术或药物方式，减缓新生血管对黄斑部造成的破坏。包括经瞳孔光热疗法（TTT）、光动力疗法（PDT）、眼内注射抗内皮血管生长因子药物（anti-VEGF）等。也可以采取光动力疗法合并眼内注射药物，有些研究发现这样的治疗方式效果更好。

● **青光眼**

当眼睛突然出现胀痛、结膜充血、视力模糊，夜晚在灯光周围会见到彩虹似的光晕等，就可能是急性青光眼。严重时眼睛会发红胀痛、头痛、恶心甚或呕吐，因此常被误以为是肠胃炎、偏头痛或高血压发作。急性青光眼，应尽速就医，若发作超过数小时仍未处理，有可能导致失明。慢性青光眼初期症状不明显，一段时间后，有些患者会感到眩光、夜间看不清楚，夜晚或待在光线较暗的地方，可能出现偶发性的眼球胀痛或头痛，睡觉后症状会较为舒缓。

青光眼无法彻底治愈，只能借由控制眼压，减缓视神经病变速度。现有方式包括药物、激光与手术，目的都是降低眼压。药物是以眼药水减少房水的产生及促进房水排出，进而降低眼压。如果效果不好，有时候会考虑口服药。激光则是用特殊光波作用在眼睛组织，使房水减少、循环路径比较顺畅，达到降低眼压、保存现有的视力。

当药物与激光手术效果不好时，就需要考虑手术。最常见的是小梁切除术，目的是建立一条房水与外部的新通道，将房水导入结膜下腔再由静脉吸收，让眼压下降。

近几年医界开始引进一种金属导管与引流管，在建立新通道时将管子放置其中，有助增加通道的通畅性。

6 常常喊累、睡不好、心情郁闷

如果发现父亲或母亲常常抱怨："心肝头（胸坎）绑绑、郁闷、活着没意义……"小心他们是得了老年忧郁症！

忧郁症是被世界卫生组织列为21世纪引起人们失能及早逝的第二位疾病，仅次于心血管疾病。台湾65岁以上人口约263万人，最保守估计，老年忧郁症盛行率约为12%，台湾地区至少有31万老年人罹患忧郁症，其中约有10万人是重度忧郁。

相较于一般忧郁症，老年忧郁症患者比较不会有罪恶感，却有较多身体抱怨，例如疼痛、疲倦、失眠等，也容易焦虑、恐慌、出现认知障碍，且记忆力变差，因此必须与失智症鉴别诊断。

老年忧郁和失智初期症状可能很像，也有可能同时出现，该如何分辨？台湾地区老年精神医学会（创会）前理事长黄正平指出，忧郁症是失智症的危险诱发因子，但忧郁造成的健忘可以治疗，失智却会逐渐恶化。

忧郁症患者常出现不愿意做事、推托的行为，或抱怨自己什么都不会、什么都不行；但失智症患者却是真的没有能力做事，"他很想去做，你不让他去做还不行！"如果担心家中长辈可能罹患老年忧郁症，不妨用"忧郁症问卷"检测看看（79页）。

年轻人多因为遗传或压力引起忧郁症，但老年人罹患忧郁症的原因却更复杂。

"很多人跟我抱怨：我爸爸不缺钱、身体健康、没什么压力，我们也对他很好，他凭什么忧郁？"台湾老年精神医学会理事长赖德仁说，许多子女不解为何爸妈会得老年忧郁症，他强调不该只把压力跟忧郁画上等号，其实很多老年忧郁都是因为疾病、退化而引起。

身体疾病、脑部退化以及药物（例如部分抗癌药、降血压药物），都是老年忧郁症的诱发因子。罹患部分癌症（肺癌、胰脏癌等）、病毒感染疾病、退化性疾病（帕金森氏症等），或有精神疾病史（焦虑、轻度忧郁、失眠等）的老人，也容易得老年忧郁症。

另外，老年人会面临很多失落，例如青春、健康、退休、空巢、丧偶、家人朋友去世等，接到的白事请帖可能比红事请帖还多，这些失落都可能成为压垮骆驼的最后一根稻草。

忧郁症不治疗，失智及自杀风险大增

很多老年忧郁症患者认为自己没病，只是心情不好或不爱讲话，没必要就医，但精神科医师警告，若放任忧郁症不治疗，后果相当严重。

第一，忧郁症不治疗可能会恶化，演变成不吃不喝、对所有事情全无兴趣、长期卧床（可能因此长褥疮），还会产生并发症、退化，最后可能演变为自杀。

而且，忧郁症也很有可能导致失智。若不治疗忧郁症，大脑海马体（记忆中枢）会受损变小、记性变差，“所以一定要积极治疗忧郁症！”黄正平强调。

第二，会加重原本的疾病，例如心脏病、高血压、糖尿病等。如果不好好治疗忧郁症，其他的身体疾病也会变得较难控制。

第三，生活质量无法提升。治疗忧郁症可以提升生活质量与社交能力，和他人间的紧张关系就能改善。

“比起失智症、脑中风及其他疾病，忧郁症的治疗效果好很多。”黄正平呼吁，忧郁症是可以完全康复的，千万不要放弃治疗。

老年忧郁症易复发，最忌擅自减药、停药

老年忧郁症有轻重度之分。轻度可能造成失眠、疲劳、失去活力，可用抗忧郁剂治疗，若是生理疾病引起忧郁，仍需配合使用药物；若是心理因素造成，则可用认知行为治疗、支持性心理治疗或家人多关心陪伴等。

重度忧郁可能会产生妄想、食欲不振、体重减轻、有自杀企图等，必须长期服用抗忧郁药物治疗；若药物治疗效果不佳或病人有强烈自杀企图，则考虑使用电痉挛治疗，安全性高，效果也较快、较好。

一般而言，老年人服用抗忧郁剂需要至少 6 ~ 8 周才能发挥药效。根据统计，80%以上的患者在治疗后都能好转，甚至完全治愈。至于治疗失败的主因，最常见的就是病患服药不规则，或者是自行减药、停药。

老年忧郁症的复发概率很高，若是第一次接受抗忧郁剂治疗的重度忧郁症患者，在完全康复后，还是得持续治疗半年以上，避免短期内再度复发。如果忧郁症复发一次，之后必须多追踪一年，复发两次就要多追踪两年，甚至必须靠长期服药来控制病情。

黄正平说，无论轻度或重度忧郁，只要服药都会有效果，如果老年病人不愿吃精神科的药，不妨把抗忧郁剂和其他的药混在一起。

若老人完全不肯就医又该怎么办？医师建议，家属可以先找医生商量对策，例如有的患者比较相信看了十几年的内科医生，或许就可以请这位医生帮忙劝服。或者，家属可以先用治疗症状为由把患者带到门诊，例如“这个医生是看失眠的”，至于之后该如何见招拆招，精神科医师都有丰富经验。

老年精神科医师们提醒，家属要做的是支持与倾听，不需要和病人讲大道理（例如不要叫他想开一点或要坚强），只要让他觉得你有在听他讲话就好，简单回应即可。最重要的是家属要有同理心，不要去评断他，同时注意自己别被他激怒。（曾慧雯）

实用指南

你有忧郁症吗？

在过去两个星期，您是否有以下烦扰？	完全没有	有几天	过半数的日子	差不多每天
1. 情绪低落，抑郁或绝望	0	1	2	3
2. 难以入睡、易醒，或睡得太多	0	1	2	3
3. 感到疲倦或缺乏体力	0	1	2	3
4. 胃口不好或吃得过量	0	1	2	3
5. 做事情很难集中注意力（例如阅报或看电视）	0	1	2	3
6. 几乎没有兴趣或乐趣去做事	0	1	2	3
7. 觉得自卑、自责，或者觉得家人对自己感到失望	0	1	2	3
8. 别人注意到你行动或说话速度太慢，或者情况相反：你变得心烦意乱、坐立不安以致四处走动	0	1	2	3
9. 有自杀或想伤害自己的想法	0	1	2	3

解答

总分	忧郁程度	建议
5～9	轻度	家人、朋友的支持，或就医检查
10～14	中度	就医接受心理治疗或药物治疗
15～19	中重度	就医接受心理治疗或药物治疗
≥20	重度	就医接受心理治疗及药物治疗，并应考虑住院的必要性

数据源：台大医院一般精神医学科主任黄宗正

7 迷路、怀疑家人偷东西

只要没事，艾丽斯每天都会慢跑。为了维持这项习惯，她有时会选在半夜出门，甚至外头风雪交加也照跑不误。

这天，艾丽斯离开家，跑上老路线：沿着马萨诸塞大道，穿越哈佛广场到纪念路，沿着查尔斯河经过哈佛大桥到麻省理工学院，然后折返。来回 45 分钟，约 8 公里。

艾丽斯跑进哈佛广场遇到红灯停下来，看到信号灯变成绿色，想继续前进，却突然僵住不动。这一带她走动超过 25 年，现在却不知道自己的家在哪个方向。望着小径、饭店、商家和毫无规律可循的复杂道路，艾丽斯心跳加速、开始惊慌冒汗。

“结束吧，拜托。”她闭起眼睛、喃喃自语。约莫过了十几秒，艾丽斯睁开眼睛，四周景物突然自动归位，就像刚才瞬间消失一般迅速。哈佛中庭、库普合作社、卡度罗餐馆和老书报摊，艾丽斯晓得该在街角左转，朝西走向马萨诸塞大道，她庆幸自己再一公里多就到家了。可是她刚才真的迷了路，就在离家不到两公里的地方。

忘记回家的路，是哈佛大学神经科学博士，美国阿兹海默症协会专栏作家莉莎·洁诺娃（Lisa Genova）的小说《我想念我自己》书中女主角艾丽斯罹患阿兹海默症最先出现的症状之一。

只要问起失智症病人家属，大概都可说出病情日趋严重的一大堆异常行为：用过餐重复吵着吃饭，把回家探视的儿女当陌生人，质问“你是谁？为什么住我家”，怀疑怒骂媳妇偷东西、三更半夜往外冲赶上班……问题在于一开始症状刚出现时，儿女常会以为是“年纪大就会这样”、“人老了容易疑神疑鬼”而轻忽过去。

但面对已经有 13 万名失智症、50 万人是失智症候选人威胁（下页表），

50 万名老人是失智症候选人

	盛行率（%）	推估人口数
轻度以上失智症	4.97	近130000人
极轻度失智症	3.17	约82000人
轻微认知障碍	16.04	约417000人
总计	24.18	约629000人

数据源：台湾失智症协会

再小心也不为过，如果在轻微认知障碍，或者是极轻度失智症阶段就开始从饮食、运动、人际互动多方努力，这些人可以独立生活，可以改善症状、延缓疾病进展。台大神经内科部主治医师邱铭章加重语气强调。

“只要有怀疑，就去看医生。”脑神经权威、前台北荣总神经医学中心医师刘秀枝说。可直接挂号医院的神经内科或精神科。

十大失智症警讯

台湾失智症协会提出十大失智症警讯：

1. 记忆衰退到影响日常生活

一般人偶尔忘记开会、朋友来电，但过一会儿或经提醒会再想起来。但失智症患者忘记的频率比较高，而且即使经过提醒也无法想起。

2. 无法胜任原本熟悉的事务

例如自年轻就开车的司机现在经常走错路，厨师不知如何炒菜，每天上市场的老奶奶却不会买菜了。

3. 说话表达出现问题

一般人偶尔会想不起某个字眼或词不达意，失智症患者想不起来的概率更频繁，甚至以替代方式说明简单的词汇，说话停顿，如以“用来喝的”代替“汤匙”，“我要上厕所”变成“尿”等。

4. 丧失对时间、地点的概念

一般人偶尔会忘记今天是几号，在不熟的地方也可能会迷路。但失智患者会搞不清年月、白天或晚上，在自家附近也会迷路，找不到回家的路。

5. 判断力变差、警觉性降低

开车常撞车，过马路不看红绿灯，借钱给陌生人，听广告买大量成药，买不新鲜的食物等。

6. 抽象思考出现困难

无法理解言谈中的抽象含义，而且有错误反应。比方看不懂遥控器、提款机的操作说明。

7. 东西摆放错乱

一般人偶尔会任意放置物品，但失智症患者更频繁，或错得非常离谱，如冰箱放锁钥、衣橱里藏水果、被子里埋拖鞋等。

8. 行为与情绪出现改变

情绪转变快速，一点小事就哭起来或生气骂人，或有可能出现异于平常的行为，如随地吐痰、拿店中物品却未给钱等。

9. 个性改变

一般人年纪大了，性格也会有少许改变，失智患者可能会更明显，如疑心病重、口不择言、过度外向、失去自我克制或沉默寡言。

10. 丧失活动及开创力

一般人偶尔会不想做家事、不想上班，失智患者变得更被动、冷漠。原本嗜好也变得意兴阑珊，不想做了。

实用指南

极早期失智筛检量表（AD8）

过去你无下列问题，但近几年来，你有以下的改变，请填“是，有改变”。
若无，请填“不是，没有改变”；若不确定，请填“不知道”。

改变 \ 计分		是，有改变（1分）	不是，没有改变（0分）	不知道（不计分）
1	判断力上的困难：例如落入圈套或骗局、财务上不好的决定、买了对受礼者不合宜的礼物。			
2	对活动和嗜好的兴趣降低。			
3	重复相同的问题、故事和陈述。			
4	在学习如何使用工具、设备、小器具上有困难。例如：电视、音响、冷气机、洗衣机、热水器、微波炉、遥控器。			
5	忘记正确的月份和年份。			
6	处理复杂的财务上有困难。例如：个人或家庭的收支平衡、所得税、缴费单。			
7	记住约会的时间有困难。			
8	有持续的思考和记忆方面的问题。			
AD8 总得分＿＿＿＿＿＿＿＿ ※ 总得分超过 2 分需特别留意，必要时请就医				

突然"烦"起来，可能是谵妄

85岁的赵爷爷最近因跌倒造成右大腿骨折，住院开刀。手术过程顺利，但进恢复室时，向来温和亲切的他却躁动起来，不停讲话、挥舞手脚，吵着要坐起来、要下床，并且疑神疑鬼，护理师用手电筒照他的眼睛，他骂说快把他的右眼照瞎了。

回到病房后，赵爷爷拒绝吃喝医院提供的水、食物和药，认为有人要毒害他，不吃不喝不睡，精神亢奋念念有词，因为不断自己拔点滴闹了两天，医生终于替他打了一针镇静剂。睡了一觉醒来后，赵爷爷神志逐渐清楚，但对之前胡言乱语几乎想不起来。家人很担心，是不是麻醉或手术把爷爷脑袋弄坏了？

赵爷爷突然"疯癫"的状况，临床称为谵妄（Delirium）。

詹鼎正指出，谵妄是经常发生在老人家身上的急性精神错乱。研究显示，住在加护病房的老年病人高达八成有谵妄；70岁以上的内科住院病人中，约三分之一会发生谵妄，其中一半是住院时就精神错乱，另一半是在住院当中发展出谵妄症。

为什么老人家容易发生谵妄？詹鼎正解释："简单地说，银发族能承受的压力远低于年轻人，当内在或外在的压力来源（比方感染或药物）对神志造成的伤害，超过脑部能承受的程度时，大脑一时'短路'，就造成谵妄。"

台大医院神经外科医师黄胜坚表示，老人家谵妄最常见原因是感染，"突然'烦'起来，经过胸部X光、尿液检查，往往就可发现病人有肺炎或泌尿道发炎。"

一旦发生谵妄，就像感冒一样，临床治疗只能缓解症状，并不能改变病程，要靠病人慢慢好起来。"嘴巴能吃东西的长辈，多喝些水；无法进食的，多打一些点滴，往往都能改善。"

实用指南

谵妄、失智与忧郁症有什么不同?

临床表现	谵妄症（意识障碍）	失智症	忧郁症
发作速率	急性	缓慢渐进	急性
病程	起伏变化大	缓慢而持续衰退	相对稳定
时间	数天至数周	数月至数年	数周至数月
意识状态	改变	清醒	清醒
定向力	失定向感，混乱	失定向感，混乱	看似失定向感
注意力	缺损	通常正常，疾病晚期会缺损	可能缺损
幻觉	可能有视幻觉	少见，除非是疾病末期	不常见，如有出现，主要为听幻觉
妄想	短暂	少见	持续
记忆力	缺损，尤其近期记忆	缺损，近期记忆较远期记忆差	选择性，可能有近期记忆缺损
思想	缺乏组织，有被害妄想	贫乏，有被害妄想	迟缓
语言	少语或说话快速，可能不连贯	快速，反复，可能虚谈或话语不连贯	正常或缓慢
认知	推理障碍	推理与计算能力障碍	可能缺损
精神状态的检查表现	变异大	持续变差，渐进性退化，病患会试图回答所有问题	记忆缺损，计算、绘画及遵从指示的能力完整，常回答“不知道”

数据源:《老年病症候群》，台湾老年学暨老年医学会主编

离父母远的子女
怎样发现父母的健康问题?

研发台湾第一台自律神经分析仪的阳明大学脑研究所教授郭博昭可说是台湾云端健康管理的领头羊，两年前，他的研究团队和台北市卫生局联合开发的“云端血压保健系统”，让台北市政府员工有个特别福利，只要在16个局处有设置血压计的据点刷识别证，绑上压脉带测量，系统就会自动将量好的血压数据上传到云端，主机会自动判别血压趋势，发送短信到个人手机，且每个月系统都会寄送E-mail，提供个人一个月来的“血压报表”，方便就医时供医师判读。

郭博昭研发云端健康管理系统的起心动念，源自于他身为医师、医学院教授，当住在高雄的74岁父亲急病时，他却无能为力。郭博昭的父亲身体一向硬朗，2009年某天，父亲来电说上厕所解尿会痛，他问有没有发烧？“有耶，38.2度。”郭博昭追问:“什么时候量的？”父亲回答:“前天晚上。”

＊＊＊

父亲坐在沙发。你手里拿着一支细棉花棒，蘸水，用手指拨开他红肿的眼皮，然后用棉花棒清他的眼睑内侧……

眼睑仍有点红肿，但是眼睛睁开了，看着你，带着点清澄的笑意。你坐下来，握着他的手，心里在颤抖。兄弟们每天打电话问候，但是透过电话不可能看见他的眼睛。你也来探望过他好多次，为什么在这“好多次”里都没发觉他的眼睛愈来愈小，最后被自己的眼屎糊住了？你，你们，什么时候，曾经专注地凝视过他？

他老了，所以背佝偻了，理所当然。牙不能咬了，理所当然。脚不能走了，理所当然。突然之间不再说话了，理所当然。你们从他身边走过，陪他吃一顿饭，扶着他坐下，跟他说“再见”的每一次当下，曾经认真地注视过他吗？

龙应台在《目送》中问道：“‘老’的意思，就是失去了人的注视，任何人的注视？”

＊＊＊

所谓的远距离，有可以测量的物理距离，也有无法测量却隔得很远的心理距离。

台湾虽小，但儿女因为工作或结婚不在父母身边的情形极为普遍，长时间分隔两地，逢年过节返家省亲也是来去匆匆，或许有感觉老爸瘦了些，跟老妈讲话要多说好几次她才听得懂，但往往会以“他们年岁大了，人老都会这样”当作理由而略过，没有多花心思了解处理。等到父母突然倒下，才惊觉他们的健康亮红灯。

远距儿女怎样在有限的相处时间里，察觉父母健康可能出问题？

· **注意爸妈的外表：**衣服干净吗？有没有办法自理生活？例如洗澡、刷牙、吃饭、行动等。

· **察言观色：**观察父母的面容、嘴唇、眼睛、指甲的颜色是否正常，小腿脚背有没有水肿。脸色不佳可能是贫血；眼白偏黄也许是肝功能出问题，脚背肿可能是心脏、肾脏功能拉警报或下肢循环差等。留意父母在上下楼时是否会喘，或者因为膝盖疼痛走路一拐一拐。如果父母提到身体异样，抱怨哪里不舒服，多听听他们怎么说，判断该不该就医检查。

· **检视父母的家：**厕所马桶干不干净？电灯泡不亮，是舍不得花钱、还是不敢爬梯子，甚或视力差到没有察觉电灯坏了？走道堆满杂物、厨房炉子上有烧焦的锅子、花园里藤蔓横行，菜园里杂草丛生……美国梅奥医学中心提醒，家里任何改变，都可能是父母健康拉警报的线索。

· **开车安全吗？**爸妈的车子有没有刮伤、撞击凹痕？

· **检视老人家用药情形：**建议为父母做一份个人药物清单（见 55 页），购买药物分装盒，每次回去就替他们装好一段时间的药，下次返家打开来就知道有没有记得吃。

· **带父母出去吃饭逛街：**这是许多远距离儿女探视父母最常做的事。邱铭章医师建议，记得不要急着买单付账，可以趁着用餐时请父母算算每道菜价钱相加起来的总额，聊聊某种蔬菜或水果现在的行情，一斤多少钱；逛街的时候，长辈购物行为有没有变化，比方本来节俭的老爸，突然选一双名贵皮鞋，或者刚买过皮鞋，又说要买，甚至连买两双等，借着这些机会了解父母心智状况。

· **请邻居帮忙留意：**如果父母亲住处邻里关系不错，或者有亲友住在附近，可请他们多关照，告知紧急联络方式。

· **利用云端远距照护：**郭博昭利用台湾阳明大学研发的云端血压保健系统，关心住在高雄的父亲，他曾收到手机短信提醒父亲的血压收缩压

151、舒张压 74 毫米汞柱，偏高，立刻打电话回南部关心。现在有许多商家在研发给银发族使用的手机、手表、定位器等产品，提供体温监测、紧急求救、通话定位、吃药提示等服务。

3 招让身体变灵活，大脑变聪明

1 吃对了，强肌健骨护心防失智

许多儿女，或者老人家自己认为年纪大、活动量少，应该少吃点，有时会节制过了头；还有，10 个老人近 9 个有慢性病，例如三高（高血压、高血糖、高血脂），骨质疏松、关节炎、肾脏病等，这个不能吃，那个要忌口，饮食规则非常多，头痛得很。

然而，好好吃顿饭，可说是老人家每日生活一大重心，有没有简单点的原则？

地中海饮食形态，具有最大健康效果

一般来说，老年人的活动量比较小，且新陈代谢率也逐渐降低，热量摄取是要比中年时少些，简单原则是每公斤体重约需要 30 卡热量。所以体重 60 公斤的老年人一天大约就需要 1800 卡。但是原本就体重过轻的人，需要额外增加 300 卡热量；反之，超重或肥胖的老人，应该要视情况每天少吃 300 卡热量。但每天热量最低不可少于 1200 卡，否则无法摄取充足的各类营养素，容易减弱免疫系统功能，易受感染，对老年人的健康十分不利。

老年人该吃哪些食物呢？心脏科、脑神经科、营养师极力推荐的地中

海饮食形态可以达到最大健康效益。它的原则是多颜色多种类蔬果、豆类和全谷类，富含单不饱和脂肪酸的坚果、橄榄油，多吃含 Omega-3 脂肪酸的鱼类，如鲑鱼、鳕鱼、秋刀鱼、鲭鱼等。

累积起来有一卡车的研究都指出，地中海饮食，可以降低心血管（狭心症、心肌梗死、中风）的发生率，还可以有效降低轻度认知功能障碍的发生，降低转变成失智症的风险。

针对老人家的生理机能状况，营养专家还提供一些吃得好、吃得巧的方案：

少食多餐，以点心补充营养

老年人由于咀嚼及吞咽能力都有些退化，往往一餐吃不了太多东西。建议可以一天分成 5 ~ 6 餐进食，三餐之间另外准备一些简便的点心，像是低脂牛奶泡饼干或营养谷片、燕麦片、豆花，或者喝一杯自家打的蔬果汁。建议可以在家里准备一些芝麻粉，想吃点心时加温开水或奶粉冲泡成芝麻糊，因为芝麻是优良的蛋白质来源，钙质含量高，它所含的维生素 E 具有抗氧化功效，可以保护细胞免受氧化造成的伤害，有助于预防及改善心血管疾病及脑部功能退化。而且芝麻具有润肠软便的功用，是一道纾解便秘症状的食疗良方。

以豆制品取代部分动物蛋白质

老年人每天需要 4 份蛋白质，不过要预防吃进太多动物脂肪，肉类的摄取必须限量，所以一部分蛋白质来源应该以豆类及豆制品为主。蛋白质是长肌肉最重要的营养素，特别是质量好的蛋白质如瘦肉、鱼肉、鸡蛋、豆腐等，含有增长肌肉必需的白氨酸（Leucine）。如果是不吃肉，甚至也不吃蛋的素食者，则要从豆类及各种坚果类（花生、核桃、杏仁、腰果等）食物中获取蛋白质。

鸡蛋是很适合老人家的食物，既是优质蛋白质，并且很容易黏着、搭配其他食物，做出可口料理。例如蒸蛋，里面加进一些切碎的青菜、香菇、虾籽或是无刺的鱼肉等，就很适合老年人食用；再者，也可以用青菜、切小丁块的豆腐一起煮成青菜豆腐蛋花汤。

有些人担心，年纪大了的人可以每天吃蛋吗？对于体重标准，甚至过瘦的老人来说，每天一颗蛋并不用担心胆固醇的问题。若有胆固醇过高或肥胖问题的老人家，一星期不要吃超过 3 个蛋黄即可。

每天吃两份水果

一份约是半个饭碗量。老人营养健康状况调查发现，台湾老年人不论男性或女性，每天都吃不足两份水果，这样纤维质和营养素，如有抗癌的植化素摄取量都不够。一些质地软的水果，如香蕉、西瓜、水蜜桃、木瓜、芒果、奇异果等都很适合老年人食用。如果要打成果汁，必须注意控制分量，打汁时可以多加些水稀释。

挑质地软嫩的蔬菜

老人吃的菜应该煮得糊烂比较好？答案是“错”。

根据台湾《康健杂志》调查，有半数的台湾民众以为，老人应该吃糊烂的食物，比较好消化。其实，营养师和老人医学科医师观察，老人对于糊烂的料理兴趣缺乏，甚至对切得很细碎的食物提不起食欲。对健康老人来说，如果牙口好，或者经过适当的假牙装设及保持口腔卫生，仍可跟一般人一样吃色香味俱全的料理。因此，煮得软但不容易变形、变色的食材，比较受欢迎。

为了方便老年人咀嚼，尽量挑选质地比较软的蔬菜、各种瓜类、根茎类食材，如萝卜、山药、芋头、地瓜、南瓜、马铃薯等，切成适当大小的块状，煮过之后变软，还能维持形状，或者切成小丁块或是刨成细丝后再料理。如果老人家平常吃稀饭或汤面作为主食，那每次可以加进 1 ~ 2 种蔬菜一起煮，以确保他们每天至少吃到 3 份（共半斤）蔬菜。

叶菜类需要特别处理，比方取出中心部位比较嫩的叶子，或将菜叶和菜梗分开，只取菜叶切成适当大小，放入家里的鸡汤或高汤里，小煮一下就取出让老人家食用。也可仿照上海菜饭的做法，将菜叶切碎，放入蒸好的饭中焖一下子，拌一拌就可以吃了。

用香草或中药材，减少盐、味精、酱油摄取量

味觉不敏感的老年人常常食物一端上来就猛蘸酱油，很容易吃进过量的钠。其实味道并不只有“咸”味一种，善用酸味或某些食材特有的香气，就可以让料理少盐也美味。如果老人家就是改不了蘸酱油的习惯，可以把酱油加一半的水稀释，如此就能减少咸度和钠含量。

利用强烈风味的蔬菜，例如金不换、香菜、香菇、洋葱，用来炒蛋、煮汤、煮粥，或利用白醋、水果醋、柠檬汁、柳橙汁或是菠萝等各种果酸味，也可以变化料理的味道。中药材也是可运用的调味品，尤其像气味浓厚的当归、肉桂、五香、八角，或者香甜的枸杞、红枣等，加少许取代盐或酱油，丰富的味道也有助于勾起老年人的食欲。

油脂要以植物油为主

可以将多不饱和脂肪（如玉米油、葵花油）和单不饱和脂肪（如橄榄油、花生油）轮流换着吃，这样比较能均衡摄取各种脂肪酸。

白天多喝水

老化会使大脑的口渴中枢变得比较不敏感，使得老人家比较不常感觉口渴，还有的老人家因为担心尿失禁或是夜间频跑厕所，几乎整天不大喝水，如此一来会让原本就有便秘问题的人雪上加霜；水分不足，容易发生脱水，倘若发生尿道感染或肺炎，很容易因为缺水加重病情，甚至造成谵妄的急性神经混乱状况。

因此应该鼓励老人白天多喝白开水，大约一公斤体重需要 30 毫升水分，有时可以泡一壶绿茶或花草茶（不放糖）变化口味，但是要少喝含糖饮料。晚餐之后就减少喝水，这样可以避免夜间上厕所，干扰睡眠。

视情况补充 B 族维生素

无论生病、服药或是手术过后，都会造成 B 族维生素大量流失，因此对于患病的老年人来说，需要特别注意补充 B 族维生素。

近年来的研究逐渐显示，B 族维生素和老人易罹患的心血管疾病、肾脏病、白内障、脑部功能退化（认知、记忆力）及精神健康等都有相当密切的关联。未精制的谷类及坚果中都含有丰富的 B 族维生素，所以在为老年人准备三餐时，不妨加一些糙米、胚芽米或小麦胚芽等和白米一起煮成稀饭，或者也可以将少量坚果放进果汁机里打碎成粉，加到燕麦里一起煮成燕麦粥。

帮长辈夹菜备餐

有的老年人可能因病或老化使得手指协调能力变差，夹菜吃力或夹不好，因此容易只吃自己眼前的那盘菜，或只吃饭不配菜。用餐时多留意老人有没有每样菜都吃，或者帮长辈面前放个小盘子，将每种菜肴都夹一些到盘中，就像吃自助餐一样，这样父母就会把盘里的菜吃完，均衡摄取到每一种食物。

台大老年医学科医师詹鼎正的母亲，每到用餐时刻，就把 104 岁的奶奶要吃的青菜、炖肉、米饭等盛装在一个小碗里，让奶奶自己端着慢慢吃，配上一碗汤和一盘水果。参与家族聚餐时，奶奶可以从第一道菜和大家一起吃到最后一道，虽然不一定都吃很多，但每道菜都会尝尝味道。

与医师、营养师讨论是否补充配方饮品

如果老人家因为生病、食欲差，吞咽能力变得不好，市面上有贩卖均衡配方营养补充饮品（流质），家人也可以用这一类补充品作为点心，为他们补充热量（每罐可提供240～250卡）及均衡的各种维生素、矿物质。这类营养补充品也有针对特殊疾病配方，建议先咨询医师或营养师再购买。

这些东西
不要送进身体

香烟、酒和肥肉、动物油脂（猪油、牛油）、含糖饮料、重盐腌制品、甜食。

2 正确的运动，让人身心健康

天天待在家里不出门，电视开着猛打盹？这似乎是台湾许多银发族每天的写照。

根据调查，台湾老年人平均每日花3小时16分看电视。将近五成的老人缺乏运动，“健康行为危险因子监测调查”发现过去两周有运动的老年人仅占52.3%。他们多半因为年轻时没有养成运动习惯，或是苦于病痛，如退化性关节炎、骨质疏松症、糖尿病或慢性肺病等，踏出家门困难。

养生之道在于“动”，再老都不嫌迟

“要活就要动”，不管是在家，或者户外，都应该想办法动起来。美国运动医学会发表在《老年人的运动与身体活动》期刊上的文章指出，运动在生理上能促进循环功能、降低罹患心脏病及糖尿病的危险因子、减缓肌肉质量及肌力老化、减少骨质流失、预防跌倒。

并且，“运动永远不嫌迟”！研究发现，老年时期才开始运动对身体的好处，和长期运动的人相比，是相似的。骨骼是活的组织，越常用就越强健。肌肉也是，运动能增加肌肉强度和耐力、柔软度及维持关节的活动度，改善感觉整合及肌肉协调，增进平衡反应和减少跌倒的概率。肌力的可塑性终生都存在，只要运动，即使因长久卧床而变得无力的肌肉都可恢复或改善。

就算每天在小区小公园走几圈，都会有收获。国家卫生研究院教授温启邦发表在权威医学期刊上的《刺胳针（The Lancet）》研究指出，每天运动 15 分钟，每周共 90 分钟，总死亡率降低 14%，心血管疾病死亡率减少 20%，癌症死亡率减少 10%，寿命可延长 3 年。

运动预防失智、治疗忧郁症效果和药物一样好

《老年人的运动与身体活动》期刊也指出，运动不仅对生理有强大效益，在心理上还能增强认知功能，预防失智、降低罹患忧郁症风险及提高自我控制的能力。

运动对预防大脑退化十分有效，美国从 70 年代开始，每两年调查超过 12 万名的“护士健康研究”可以证明。

哈佛大学流行病学学家韦弗（Jennifer Weuve）在分析参与护士研究的 18766 位、70 ～ 81 岁的女性运动量和心智能力的关联发现，有运动习惯、大约每星期健走 12 小时或者跑步近 4 小时的女性，在记忆力与智力相关测验项目中，发生认知障碍的概率比其他女性减少了 20%。即使是每星期健走 1.5 个小时的女性，认知菜单都比每星期走不到 1 小时的女性表现得好。

另一篇刊登在美国《神经医学期刊》上的研究报告指出，拥有强健肌力的老年人罹患阿兹海默症的风险比较低。美国芝加哥洛许大学阿兹海默症中心的研究人员测量 970 名、54 ～ 100 岁没有失智的受试者手臂和腿共 9 处肌肉群的肌力，同时也测量他们呼吸肌肉的肌力。

研究经过 4 年之后，有 138 人被诊断出罹患阿兹海默症，这些患者多数年纪较大、心智功能较差，而且身体较虚弱。研究人员在校正过年龄、教育程度等阿兹海默症的危险因子之后，发现受试者的肌力和失智症有很强的关联性，肌力最强的前 10%，比肌力最弱的 10%的人，减少 61%得病风险，而且肌肉强壮的人心智功能衰退的速度也比较慢。

虽然从研究结果无法断定维持强健的肌力能否控制或预防阿兹海默症，但如果想要保有良好的大脑及心智功能，维持健康体态、持续规律的活动，并锻炼肌力是重要且必要的方法，主持研究的波义耳（Patricia A. Boyle）博士指出。

运动减少忧郁症发作的疗愈效果和抗忧郁症药物相当，美国杜克大学的研究指出。运动对高龄者还有个特别功能，可以增加多巴胺分泌。多巴胺负责大脑情绪和感觉，缺乏多巴胺除了会得帕金森氏症，老化也会使多巴胺分泌递减，使得老人常出现情感淡漠（Apathy）状况，尤其是住在养护机构的老人，因为缺乏刺激以及老化使多巴胺分泌减少，容易发生忧郁和情感淡漠的情形，常会感觉自己只是在等死。如果让老人站起来，活动筋骨，可以抵抗多巴胺因老化的衰减。

老人家应该做的 4 类运动

运动对老人身心健康有极大的好处，但应该做哪些运动？美国国家卫生研究院（NIH），于 2011 年启动“体 4（适）能计划（Go4Life）”。希望银发族能借着有氧、肌力、平衡、伸展等4种类型乐龄运动[①]，更有效率地促进身心的健康。

● 有氧运动促进心肺功能

健走、慢跑、水中行走、跳舞、爬山、打网球等，都是很好的有氧运动。容易跌倒的老人建议可以选择水中运动，一方面水的浮力可以减缓负

① 指贴近老年人生活的健康运动。——编者注

重关节的冲击力道，强大的阻力还可以锻炼肌力，不会游泳的人即便在水里用走的，都是很有效的训练方法。不喜欢碰水的人可选择骑脚踏车，它的冲击性也不高，若担心路况不稳，也有室内固定式脚踏车的选项，由于骑脚踏车时腰部缺乏支撑，建议骑半个小时后一定要休息。

● **重量运动能增强肌力**

重量运动又叫阻抗训练，针对特定肌肉施加重量，是强化肌力最好的运动。这种训练不仅对肌少症患者有帮助，对退化性关节炎的病人而言也同样重要，因为好的肌力能够提供关节稳固的支撑，分摊压力。

想锻炼手臂可以举哑铃、双手推墙壁；训练核心肌群最简单的方法是随时随地抬头挺胸、缩小腹或做仰卧起坐，这对脊椎关节不好的人也是很好的锻炼；训练双腿肌力可坐在床上或椅子上悬空抬腿，膝关节退化的人尤其要加强，不过每次只能抬一边、两边轮流，否则会增加腰椎压力，容易引起腰酸背痛，规律、长期做阻抗运动才能维持肌肉质量和肌耐力。

● **柔软度和平衡训练**

例如瑜伽、太极拳、伸展体操等，可以从静态动作，慢慢推进到动态，逐渐减少依靠椅子、柱子等物品的支撑。这些运动可以增加关节活动力、增强平衡力。

老年人乐在运动 10 个诀窍

银发族在身体机能方面确实逐渐老化，有些细节一定要注意，想要把运动变为习惯，天天穿上运动鞋快乐出门，也有妙招：

1. 选有兴趣的运动项目。鼓励家中的长辈，选择自己喜欢的项目动一动，衡量个人身体状况，慎选各阶段性的运动，享受运动乐趣。更理想的方式是，鼓励他们参加运动团体，有人互相鼓励和关怀，可兼具健身及娱

美国国家卫生院推广的体能计划建议：

体能活动	活动功能	活动形式	正确做法
有氧运动	促进心肺功能，改善糖尿病、心脏病和骨质疏松等	健走、慢跑、跳舞、游泳、水中行走、骑自行车、打网球或篮球	1. 新手每次以 10 分钟为单位，每天加起来 30 分钟。 2. 视个人体能逐渐增加时间和次数，每周最好能运动 3 天，加起来最少 2.5 小时。 3. 慢慢增加运动强度与次数，可以的话，每天做 30 分钟。
肌力 / 重量运动	强化肌肉的质量和力量，增加独立处理日常生活的能力	**锻炼手臂** 举哑铃、双手推墙壁、拉弹力绳等 **训练核心肌群** 随时随地抬头挺胸、缩小腹或做仰卧起坐 **训练大腿肌力** 在床上或椅子上悬空抬腿	1. 从轻量的训练开始。 2. 每次举重建议以 3 秒钟抬起，暂停 1 秒后，再用 3 秒钟归位。 3. 主要的肌肉部位，每周最好训练 2 天以上，每次 30 分钟，但同一个部位不要连着 2 天做。
平衡运动	增强平衡力	单只脚站立、脚跟抵脚尖走路、踮脚尖走路、太极拳	1. 任何时间与地点都可进行。 2. 每周至少 2 次的下半身运动，但不要连着 2 天做。
伸展运动	让身体更灵巧柔软，增加身体的灵敏度	四肢伸展操、瑜伽	1. 每节动作至少做 3 ~ 5 次。 2. 每次的伸展最好停 30 秒。 3. 放松配合调息，持续地重复，能让伸展做得更好。

乐效果，而且较容易持之以恒。

只要留心搜集，住家附近的小区活动中心、小区大学或民间福利机构，通常有很多针对长辈开设的课程或活动，有些甚至免费。

《青春啦啦队》是资深纪录片导演杨力州拍摄一群加起来超过3000岁的爷爷奶奶学跳舞，赢得高雄长青学苑老人才艺竞赛冠军，跳上高雄世界运动会舞台表演，引起全世界选手大力鼓掌欢呼的过程。其中，88岁的丁爷爷，起先加入长青学苑的土风舞班，曾在舞蹈“小放牛”男扮女装反串村姑，兰花指功力一流，老师见他手脚伶俐，动作细腻，力邀他加入啦啦队。丁爷爷自从跳舞以后，脸上总是带着笑容，每次练习完回家都是兴高采烈，“八十几岁还能粉墨登场，借这个机会认识这么多‘老’朋友，为我晚年的生命画上一道彩虹！”他开心说道。

2. 吃饭前、吃饭后一小时内不宜运动。

3. 穿着宽松的衣服，并选择合适的运动鞋，鞋底最好富弹性而不滑。

4. 运动前要暖身5～10分钟。

5. 慢慢进行，依个人体能增加运动量和时间。刚开始运动或者体能较弱的银发族，运动的强度及时间要依个人的体能慢慢地增加，做到“有点喘、微微出汗，但不至于喘得说不出话来”的程度，每周维持至少3～5次，每次20～30分钟。可以用“短暂运动、休息、再运动”的模式，但运动时间的总和最少要达到20分钟，等体能变好之后持续增加。

6. 不逞强，避免一些危险的做法。例如憋气用力，这样会使胸膛内的压力骤然增加，减少静脉血液的回流，心脏输出的血液也相对地减少，供应脑部血液量也会减少，脑中一旦缺血，很可能发生头晕或昏倒的意外。

7. 运动时，要注意身体与心理的感受。运动前或运动中有头晕、胸痛、心悸、脸色苍白、盗汗等情形时，应立即停止。

8. 运动后，别忘了做至少 5 分钟的缓和运动。老年人在运动后做缓和运动，可以降低运动后的低血压及头晕，还能促进散热、加速移除肌肉中堆积的乳酸，并且能降低肾上腺素上升的危险。

9. 运动后，记得补充水分。

10. 若是家中的长辈有高血压、糖尿病、肥胖等慢性病，要做中强度以上的运动，应该先与医师讨论，必要时会诊复健科，讨论适合的运动。

有慢性病老人运动的注意事项

● **关节炎** 正确且低强度运动，可以刺激关节液增生，是对关节最好的保养。

适合左右交替的运动，骨科医师建议选择健走、游泳或这几年很流行的水中行走，因为水阻力大，更能强化肌力、耐力、平衡与柔软度，强化核心肌群。

从事柔软度训练时，以关节活动不痛为原则，如果疼痛、肿胀或关节活动度减少就停下来。

有氧运动循序渐进，从短时间如 10 分钟开始，再慢慢增加到 30 分钟。

避免过度激烈或重复使用不稳定的关节。

急性发炎期不做关节运动。

● **糖尿病** 小心急性血糖升高及运动后低血糖的情形，建议以低强度的运动为主，要注意呼吸，避免憋气。

运动前请医生评估是否有糖尿病的并发症，例如视网膜病变、足部伤口等先治疗。

并发有神经病变的患者，要注意平衡及步态异常，小心跌倒。

并发有自主神经病变的患者，要特别注意运动强度自觉量表的自我评估，避免不小心做过头了，最好同时监测心律、血压、体温、有无心肌缺氧的症状，以及运动后的血糖值。

多尿可能导致脱水和体温调节异常，要多注意。

● **高血压** 着重大肌肉群、核心肌群的有氧运动，如臀肌、腿后肌群、胸肌、腹肌等。

建议每天运动，对血压控制效果最好。

渐进性的耐力训练以低强度为主，要注意呼吸，避免憋气。

运动后要做缓和运动，以免低血压。因为乙型阻断剂（β-blockers）药物会减弱心跳对运动的反应，而其他种的降血压药可能会影响体温调节能力。

● **慢性阻塞性肺病** 每星期至少运动3～5天，从多次短时间开始（如每次10分钟，一天3次），再慢慢进展到30分钟的连续运动。

建议有物理治疗师或专业运动人员从旁指导，病人要学会观察心跳变化或喘的程度来评估运动的强度。

建议从事健走或在室内踩固定式的自行车。

耐力训练着重在肩膀、上肢肌群和呼吸肌。

3 多动脑，交朋友，预防失智与失能

想要降低失智、失能的风险，最有效又不花钱的方法，就是动脑。

常动脑、教育程度高的人，即使罹患失智症，疾病进展得也会比较慢。美国纽约哥伦比亚大学医院发表在《神经学杂志》的研究发现，教育程度对阿兹海默症（失智症的一种），并不在防止或改变阿兹海默症本身的病理变化，而是减轻临床症状。亦即大脑同样适合“用进废退”的道理，教育程度较高的人，在受教育过程中，大脑不断地受到启发、刺激、用脑

思考，因而增加大脑神经细胞突触功能，使得神经细胞间的传导及联系更加快速，因而心智储存（cognitive reserve）较多，“就像要从台大医院开车去荣总，如果遇到中山北路塞车，心中会想到从承德路经石牌路一样可以到达，常动脑的人碰到阻碍时，比较快有替代方案，因而可使症状较轻或较慢出现。”台大神经部医师邱铭章比喻。

失智症最著名的“修女研究”，678位每年接受严格的智能测验和访谈，死后捐出大脑做病理解剖，提供美国明尼苏达大学流行病学博士斯诺登（David Snowdon）研究证实，纵使因为小中风、阿兹海默症使得大脑神经纠结出现大量的类淀粉斑，若能够有信仰、愉快的人际互动、多做刺激心智功能的活动，仍可享受愉快的老年。

斯诺登博士集结超过20年研究成果的专著《优雅的老年（Aging with Grace）》叙述，教育程度、持续学习，自己动手洗衣、煮饭、动手做工艺品和每天3次共修，是保护她们免于失智的重要因素。最引人注意的修女们在20岁时写的自传，也是将来是否得阿兹海默症的指标。

在自传中会表达正面情绪、独立又有志气的修女，不只比较长寿，也较少得阿兹海默症；文辞较华丽、文法较复杂者，到了老年时的认知功能较佳，罹患阿兹海默症的概率也较低；且大脑病变和其临床表现不见得完全一致，大脑损伤严重的修女，有三分之一生前都没发病。例如波迪娜修女在小学、中学共教了28年书，在85岁因心脏病去世，其大脑解剖显示有严重的阿兹海默症，但她生前在80岁后所做的3次认知测验均正常。

该做哪些刺激心智的活动？纽约哥伦比亚大学的一项研究发现，阅读书报最好。所有参与这项研究的受试者必须做有知能、体能及社交活动三大类，包含13种休闲活动的问卷，编织或音乐等嗜好，散步、造访亲友、亲友来访、运动、看电影、下馆子或看比赛、阅读杂志书籍或看报纸、看电视或听收音机、担任小区志愿者、玩纸牌、游戏或宾果①、去俱乐部、兴趣班、上教堂或庙宇。结果发现休闲活动分数愈高者，失智症的发生率就愈低。阅读杂志或报纸减少失智症概率最高（51%），其次是拜访亲友（减少 40%），看电视或下馆子（减少 38%），以及散步（减少 27%）。在台湾，许多老人家一打麻将、下象棋整个人就精神起来，或许也是好选择。

● 朋友多，晚年生活更幸福

台湾地区国民健康局的调查显示，台湾近六成的 65 岁以上老人，平日几乎不太愿意出门。至于 40.5%有社会参与活动的老者，根据“内政部”的调查，最常参与的是宗教活动，占 33.1%。

其次是登山、健行、旅游、看电影、听演唱会、观赏表演等团体活动，占 29.6%，而参与志愿服务者仅占 16.6%。台湾地区国民健康署署长邱淑媞说，她担心老年人足不出户，不与他人互动，不仅会与社会愈来愈脱节，也会导致慢性病、失智、失能的概率增加。

或许很多人听过这项发现：已婚男人比单身男人长寿。澳洲一项研究更指出，让人长寿的不单是伴侣，还有好朋友。研究员追踪调查 1477 名、年过 70 岁的长者长达 10 年之久，发现那些朋友网络最强的人较长寿；而那些经常与亲戚来往的，却没有特别长寿。这项研究认为，朋友会影响我们的行为和习惯，而且帮助我们加强自尊，提升积极的情绪，对生理有正面影响。

另一项研究指出，多与人相处对认知功能有保护作用。朋友多，社交网络比较大的人，得失智症的机会少了 26%；而每天都有与人接触者，比一个星期少于一次者得失智症的机会少了 43%。

不妨帮父母盘点一下有哪些可运用的社会资源。这些资源累积起来是

① 宾果，是一种靠碰运气取胜的游戏，它是世界上最流行的一种廉价赌博形式。——编者注

冲突线多，还是和平线、冷漠线居多？譬如泡温泉、唱歌、旅行，是否都有伴可同行？再根据这份评估着手联系同伴，手足、亲戚、同学、同事、邻居、宗教信仰、公益组织、才艺社团、宠物组织等，都是适当的渠道。即使单身，但有很多亲近的朋友、邻居，参加有意义的组织，照样可以扩大生活圈，享受精彩的老年生活。

台湾失智症协会家属联谊会会长周贞利的爸爸确定得失智症时，已经是中度失能阶段，兄弟姊妹中只有周贞利住在台湾，妈妈在台南老家小区里原是活跃的人，因为独自照顾爸爸几乎得忧郁症，周贞利决定接父母来台北照顾。给爸爸请外籍看护后，周贞利帮妈妈报名小区鹤龄中心卡拉OK才艺班，住在附近的大姑和妈妈差5岁，大姑丧偶单身，建议妈妈和她一起参加宗教团体，在团体里每个人都很有爱心、温和且快乐，妈妈很欢喜。（王梅、张晓卉）

在家就可以做的强化肌力运动

强壮手臂运动

① 伸出大拇指轻握拳头。
② 大拇指朝下，双手臂慢慢往上举。
③ 手臂不需高过肩膀，举到自然能举起的高度即可，
慢慢吸气举起，维持 10 秒钟，慢慢吐气放下，重复 10 次。

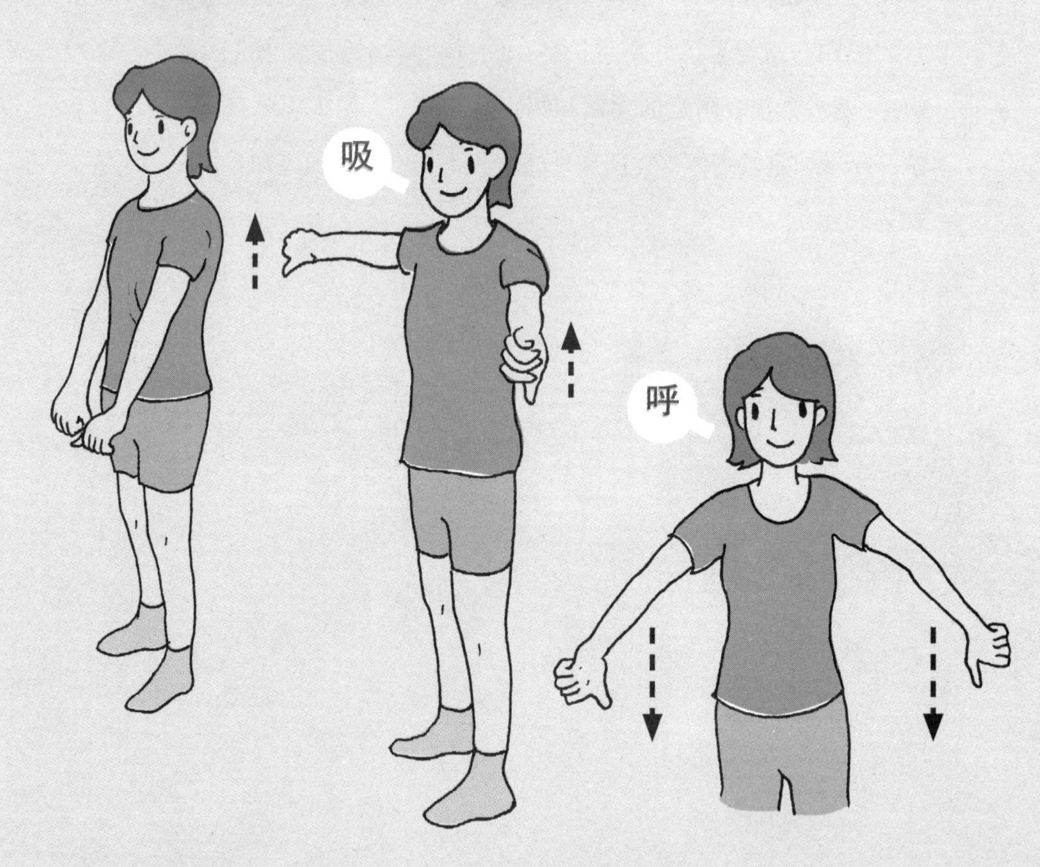

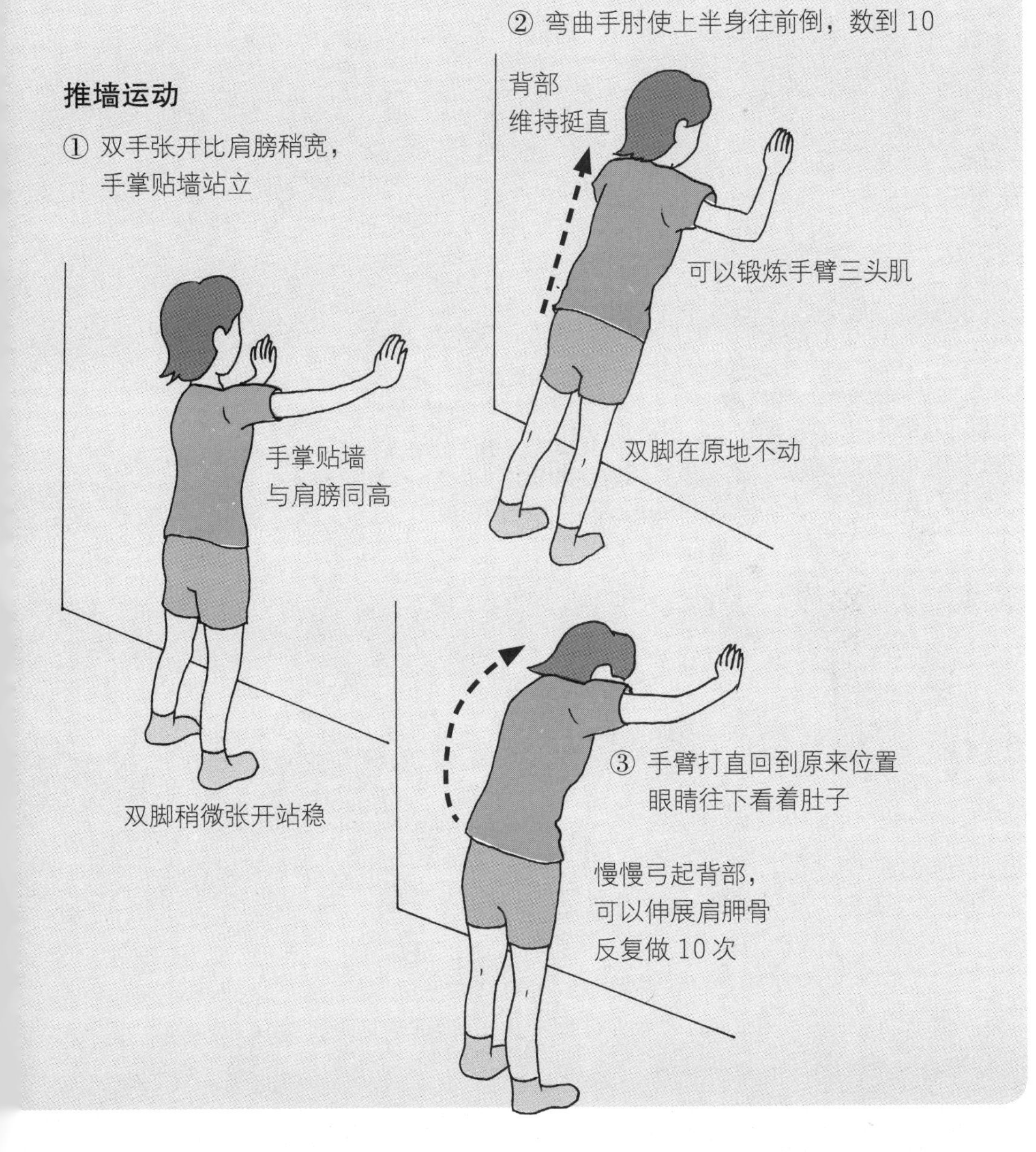
推墙运动
① 双手张开比肩膀稍宽，
手掌贴墙站立
手掌贴墙
与肩膀同高
双脚稍微张开站稳
② 弯曲手肘使上半身往前倒，数到 10
背部
维持挺直
可以锻炼手臂三头肌
双脚在原地不动
③ 手臂打直回到原来位置
眼睛往下看着肚子
慢慢弓起背部，
可以伸展肩胛骨
反复做 10 次

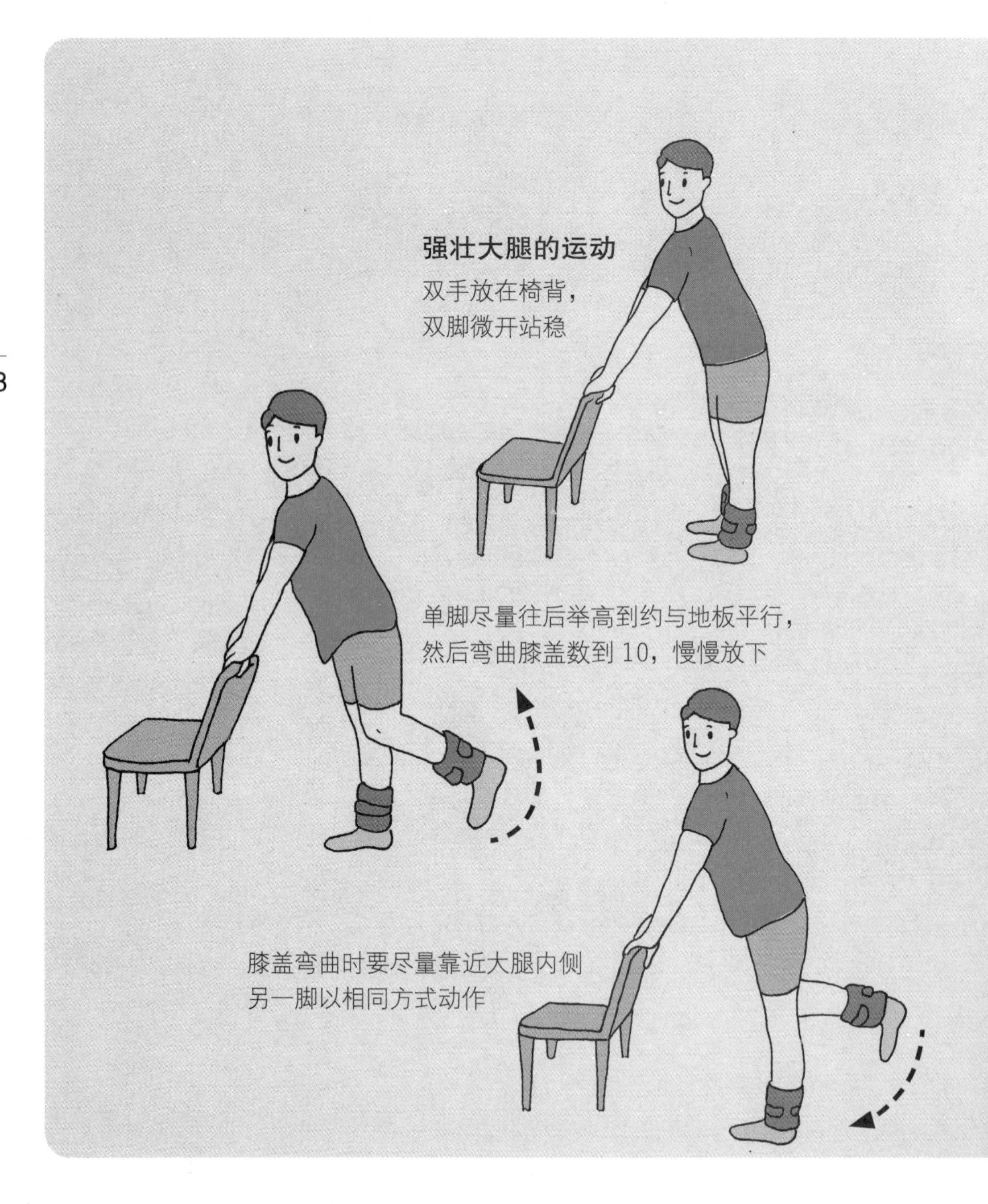
强壮大腿的运动
双手放在椅背，
双脚微开站稳
单脚尽量往后举高到约与地板平行，
然后弯曲膝盖数到 10，慢慢放下
膝盖弯曲时要尽量靠近大腿内侧
另一脚以相同方式动作

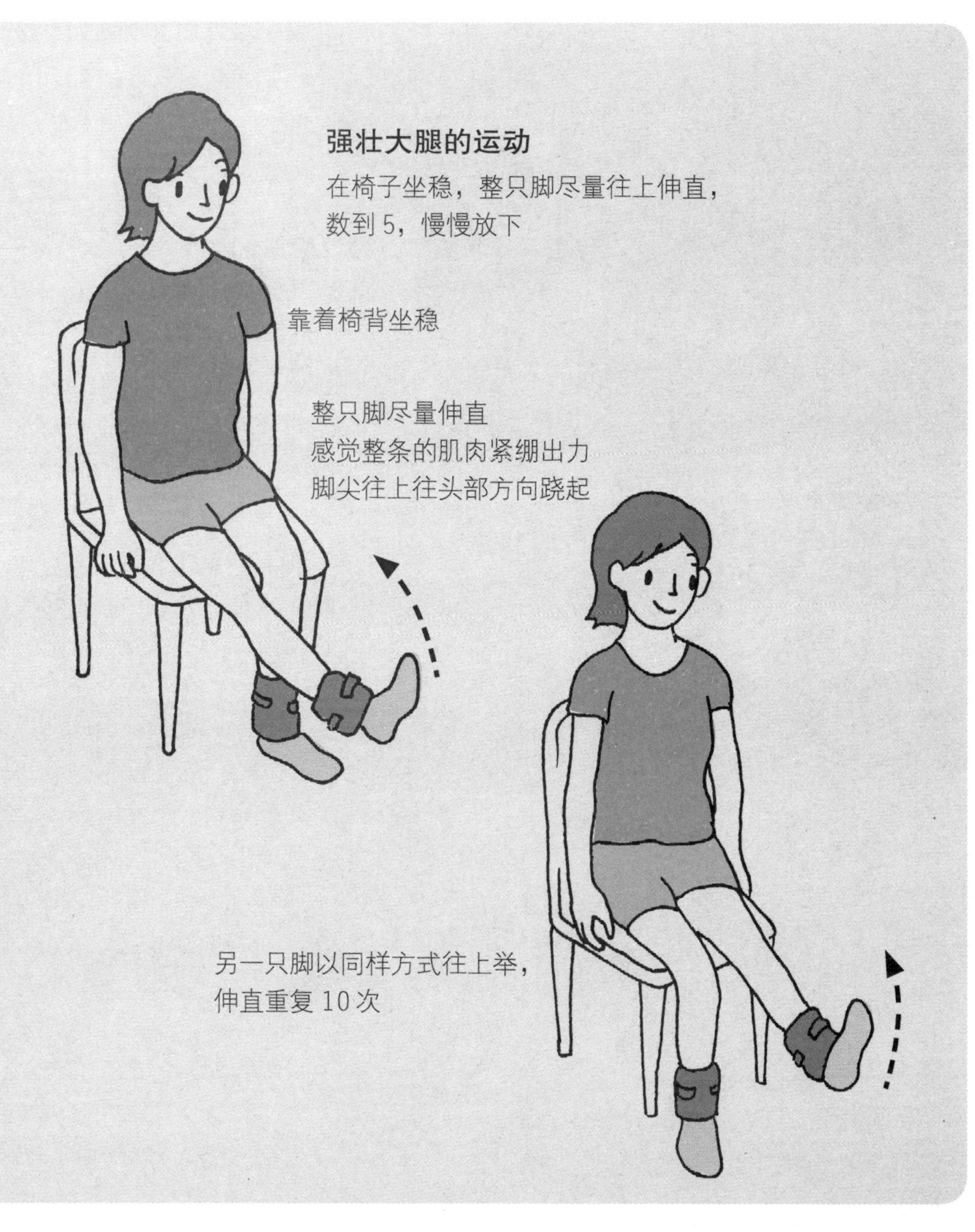
强壮大腿的运动
在椅子坐稳，整只脚尽量往上伸直，
数到 5，慢慢放下
靠着椅背坐稳
整只脚尽量伸直
感觉整条的肌肉紧绷出力
脚尖往上往头部方向跷起
另一只脚以同样方式往上举，
伸直重复 10次

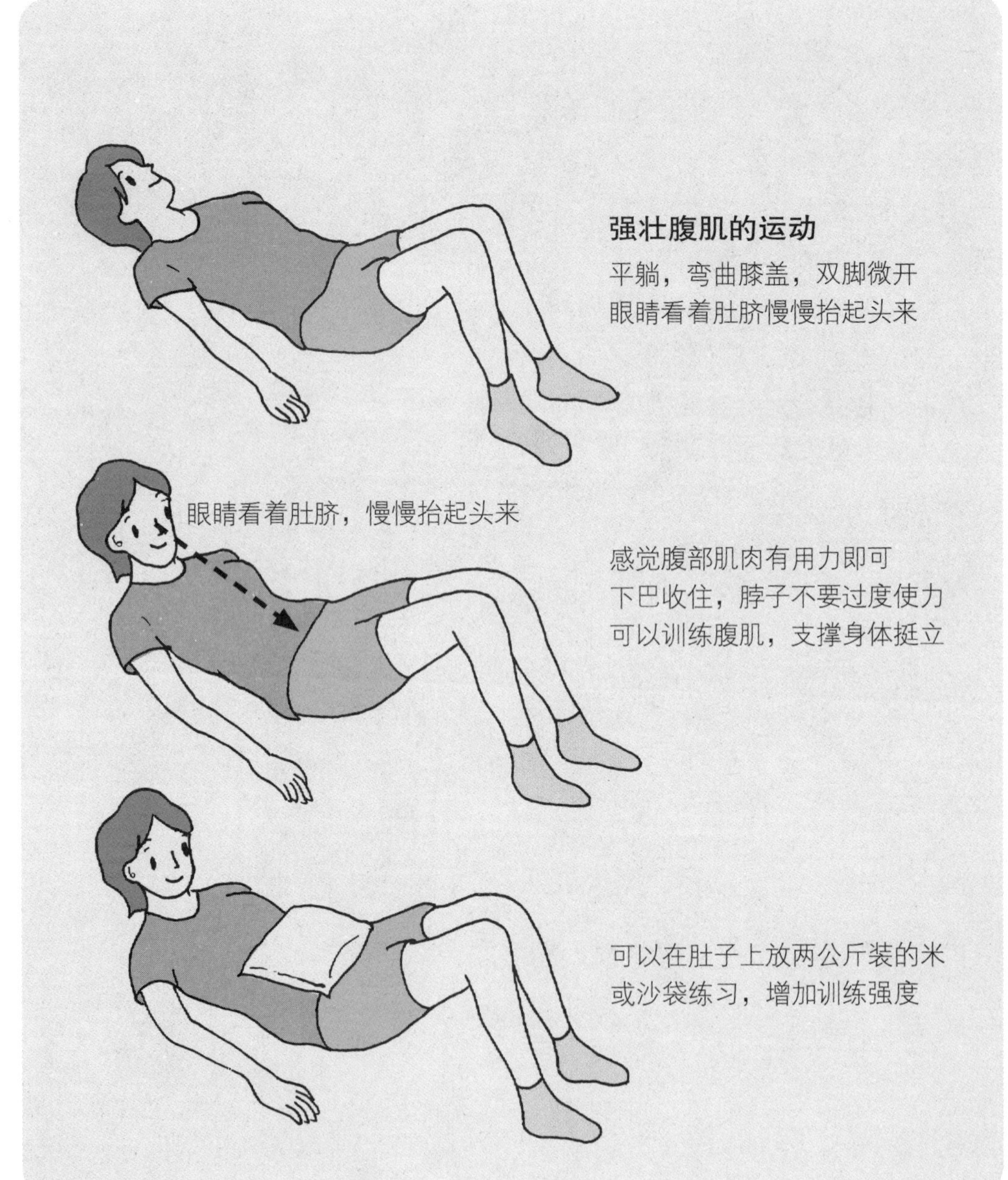
强壮腹肌的运动
平躺，弯曲膝盖，双脚微开
眼睛看着肚脐慢慢抬起头来
眼睛看着肚脐，慢慢抬起头来
感觉腹部肌肉有用力即可
下巴收住，脖子不要过度使力
可以训练腹肌，支撑身体挺立
可以在肚子上放两公斤装的米
或沙袋练习，增加训练强度

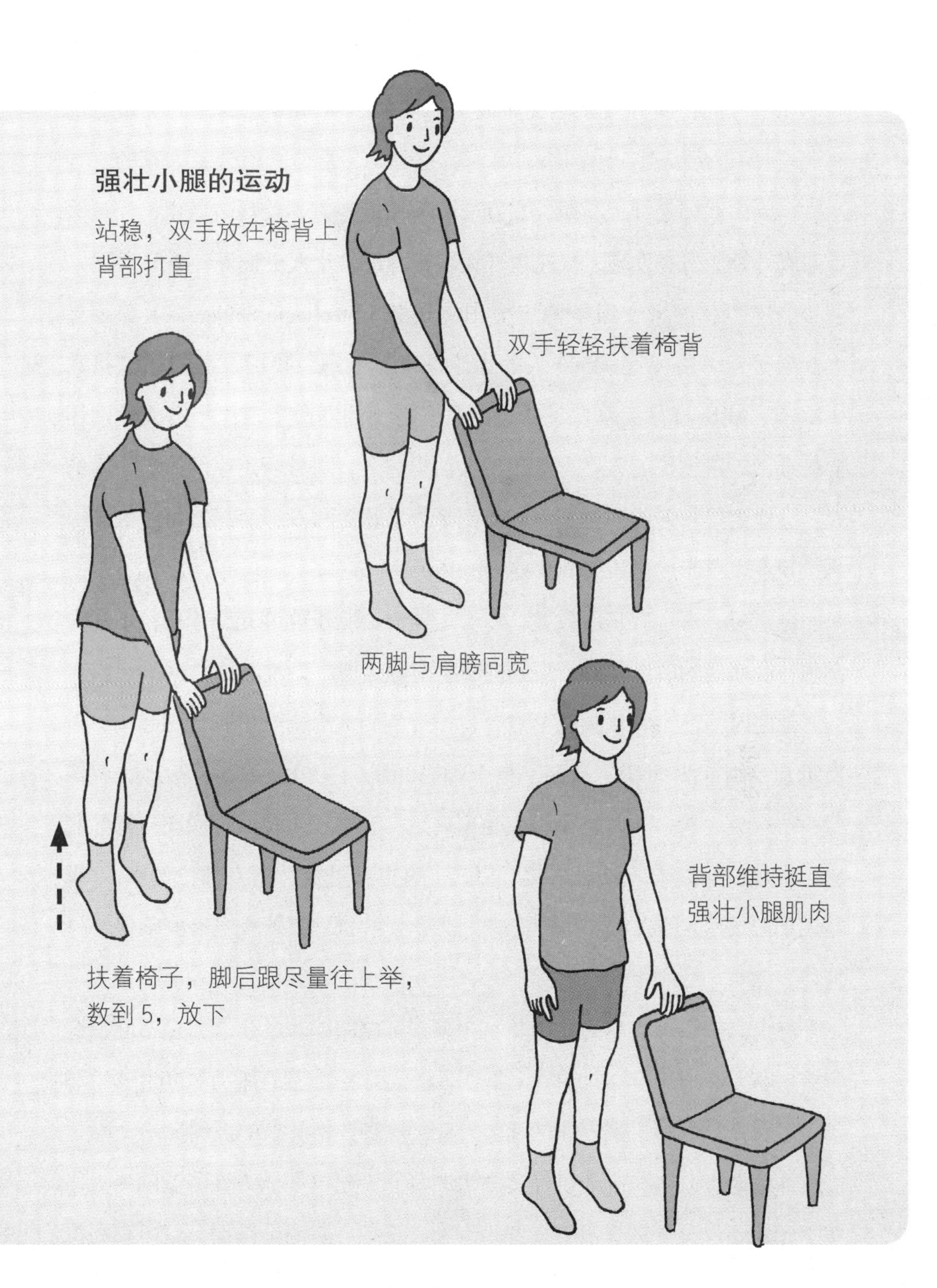
强壮小腿的运动
站稳，双手放在椅背上
背部打直
双手轻轻扶着椅背
两脚与肩膀同宽
背部维持挺直
强壮小腿肌肉
扶着椅子，脚后跟尽量往上举，
数到 5，放下

健走，延年益寿的好运动

几千年前，西方医学之父希波克拉底就已明说："走路是人类最好的医药。"用正确姿态、步调快一些，就是健走，是非常适合老人家的一种运动。人的双脚是神经与肌肉交互非常频繁的地方，要预防老化，先从锻炼双脚开始。研究发现，快速迈开大步走，可以让人更长寿、更健康。

美国匹兹堡大学医学博士史图登斯基（Stephanie Studenski）综合过去9项研究，检视近34500人的走路速度、性别、年龄、身体质量指数（BMI）、病历与存活率发现，走路速度在预测寿命上，比年龄或性别还要精准，走路越快的人，也被预期会活得越久，每秒行走速度大于一米的人，会比走得较慢的同性别、同年纪老人活得更久。行走速度每秒大于一米，现在也被当成"肌肉减少症"的指标之一。

健走对心理也有正面效益。专心走路时，脑子能够充分休息，不胡思乱想，而肌肉的收缩能够产生脑内啡，解除焦虑，愉悦心情。

走路时，通常先从脚跟落点，脚偏外侧到大拇指然后脚会踮起来，再换脚走，踮起脚的那一刹那，整个脚底的肌肉是提高的，再落地，就像泵，挤、放、挤、放，整个脚底受到刺激，有助于末梢血液循环与神经刺激，有规律地健走，双腿结实有力气，可以促进身体所有部位健康，"脚是人的第二个心脏。"前美国总统艾森豪威尔的心脏外科主治医师保罗怀特博士比喻。

健走时双脚承受压力比跑步小很多。走路跟跑步的步态完全不同，跑步有时候会两脚同时离地，走路则不会，两者之间的压力负担相差了3倍。足踝外科医师朱家宏在《健康人生，从脚开始》书中提到。

如果老人家生病卧床已经逐渐迈向复原，建议在体力许可范围内，尽快下床走路。只要训练双腿强健脚有力，不担心走路会跌倒，就可顺利执行日常生活功能，觉得有能力照顾自己，踏出家门扩大活动范围，心情也会跟着开朗起来。

有的老人家担心运动要花钱，健走只需要一双好走的鞋子，一件吸汗的衣服，步调节奏可快可慢，经济又环保。除了一般常建议的场地，比如学校操场、公园、小区道路之外，国外也有“到购物中心健走”的风潮。老人家结伴，在人潮较少时到购物中心内健走，摒除交通、黑暗道路、天气影响种种因素，那里提供了一个安全又有趣的健走环境。

至于每天要走多少步，才能达到健身效果？答案是一万步。

刊登在《英国医学期刊》上的澳洲一项研究成果发现，每日健走一万步，健康效益大过健走3000步。这项研究挑选592位健康的中年男女，每个人都带有随身计步器，经过5年追踪发现，每天走路愈多的人愈健康。譬如日走万步、每周至少走5天的人，体重减轻、身体质量指数和腰臀围比明显下降，且能提升胰岛素敏感度，降血糖比每日走3000步的人要好上3倍。

“健走是世界上最完美的运动！”推广健走的希望基金会创办人纪政说。她自己就是以健走摆脱了尿失禁、肥胖困扰，现在的纪政皮肤细致红润，外表完全看不出已经69岁，只要认识新朋友，一定会邀对方一起健走。“走路就是这么有意思，随时、随地、不用钱、不易发生运动伤害，且男女老少咸宜，天下再也没这么便宜的事了！”她得意地说。（林芝安、谢晓云、张晓卉）

实用指南

健走的技巧

你走路的姿势正确吗？你可以找一个朋友看看你的姿势，
也可以走在健身房的走步机上，看看镜子中的你。
一个良好的健走姿势，应该注意哪些要点？

头
抬下巴，耳朵与肩膀呈一直线
眼睛
直视前方 180 厘米
手
手掌呈杯状，
让手腕自然地前后摆动，
但不要比肩高
胸部
挺起
腹部
收紧小腹
膝盖
保持柔软，一直向前方
前脚
先放脚跟，
别让脚向内或向外移动
肩膀
放松垂下
手臂
放松，从肩膀开始摆动
背部
站直，不要弯曲
手肘
弯曲成 85 ~ 90 度
骨盆
提高臀部，收紧骨盆
臀部 摆动
后脚
向前移动时，先抬脚跟，
脚趾最后离开

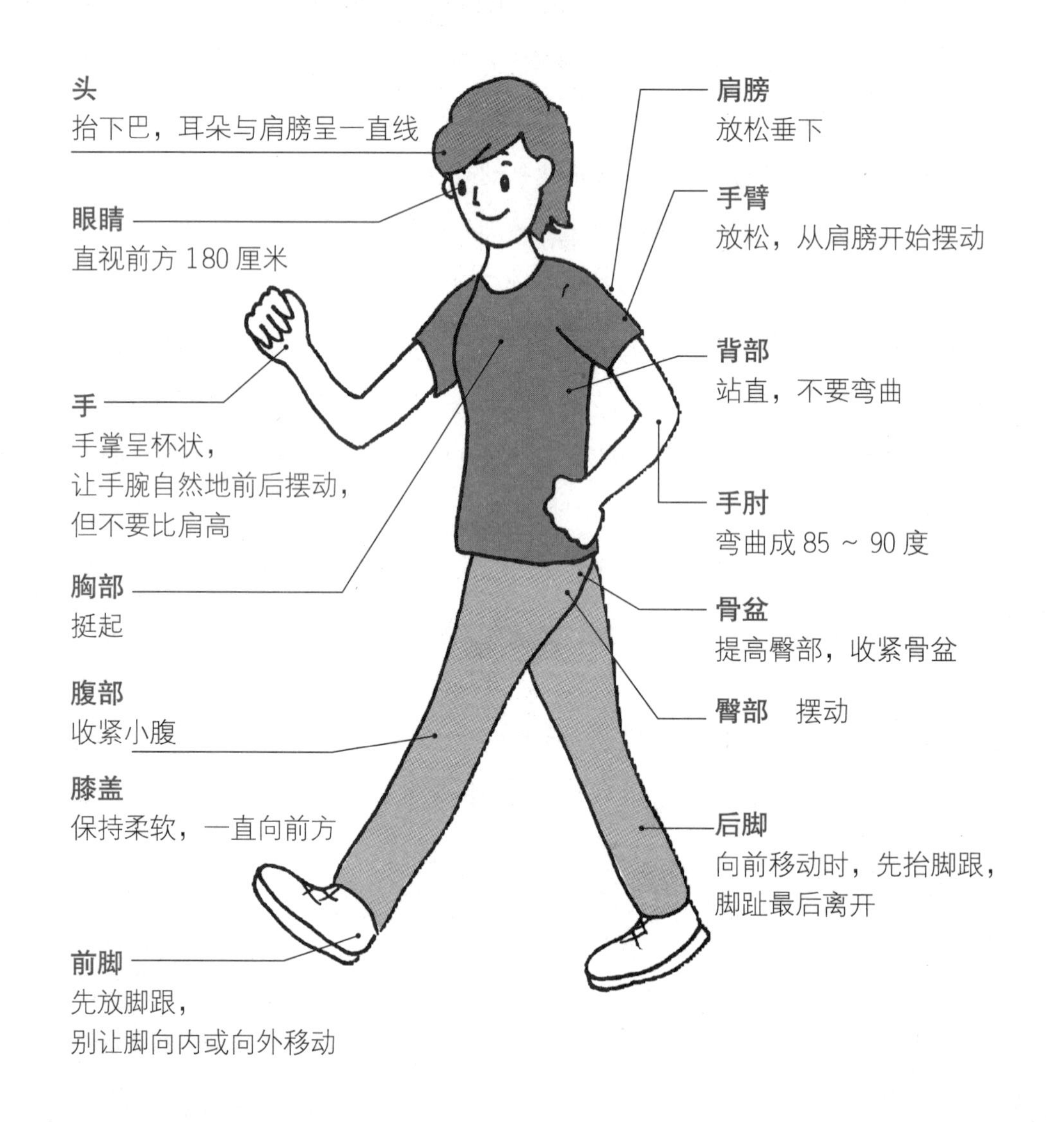

刘毓秀的故事

合理地给老人
创造劳动机会才是真孝顺

台大外文系教授刘毓秀上个世纪80年代起投入妇女运动，她认识到如果把权力输送到家庭主妇手上，将她们转变为托育和照顾人员，就能以一种“照顾”的眼光来施政，因为照顾好小区的小孩与老人，社会就稳定。

1996年起，她几乎年年去北欧取经，体认北欧长期照顾模式经验，可用以纾解台湾急速高龄化面临的问题，例如健康促进老人活跃的生活形态，压缩失能时间，且尽量在地老化（住在自己家里，又有邻里互助网络），直到最后不得已才入住养护机构。发展弹性、平民、普及的居家服务员制度，依需求每日到户照顾一次或数次。以多元化策略减少重瘫与过度依赖外来劳动力、因应大部分老人其实喜欢留在自己家中老下去的状况，以解决父母儿女的金钱负担、互相歉疚感，以及政府健保与财政的负担、东南亚国家未来可能停止输入外来劳动力的困窘。

同时间，刘毓秀也是个中年儿女，爸爸90岁，妈妈83岁，她与兄弟姐妹讨论出一个鼓励长辈独立的照顾策略，让长辈延续独立生活的技能、快乐的人际关系，减少生病风险并延后失能。

所以，他们为父母换住有电梯的住宅，靠近她与弟弟家，斜对面就是老人活动中心，菜市场、学校操场也在附近，方便父母自己买菜、简单开伙，中年儿女可以随时去探望父母，假日则相约一起穿得漂漂亮亮的去逛街、吃馆子谈天说笑。

并且与二老沟通了解他们对人生要怎么过的看法。例如爸爸是个兴致高的人，晚上10点还出门买晚报、吃快餐店、欣赏熙来攘往的人群，但妈妈就紧张了，打电话给刘毓秀抱怨“那么晚了你爸又跑出去了”，她请妈妈抱着“多活一天都是捡到”的豁达心情，不要限制他、唠叨他，他自由自在、开开心心最重要。

要健康老化，不要变成疾病化

她也打探发现早上有人在教拉筋功，就拖了妈妈去上课，几次之后妈妈跟同学相熟，变成每天早上的运动，也是跟朋友晤面，自行开心前往。

这样每天走路与拉筋，有了报偿。有一天妈妈在路边等过马路，有辆车竟对着她歪过来，幸好平常有运动，反应快，妈妈本能地用手一推那车，后坐力使人朝反向弹开，只有三根脚趾被压到骨折，因骨质够，静养几个月就活动自如了，没开刀、没住院、没开药不说，医生甚至连钙片也没给，原因是妈妈没有骨质疏松。“要不是常运动、根基好，现在还躺在医院里就糟了。”子女们以那次意外推论，若是一般老人可能就会全身倒地被车子辗过，而造成多处骨骼及内脏伤害。

她还鼓励爸妈能做的事尽量自己做，但另外请了彭婉如基金会的居家服务员每周来父母家半天，做老人做不来的家事与清洁，每月开销4400元台币（折合人民币862.4元），没有别人家依赖保姆，且每个月2万多元台币（折合人民币4000元左右）的负担。

相对于一般子女不让长辈做事，比如子女代填所有的表格、雇保姆喂吃饭、陪散步……刘毓秀家显得很与众不同，以致有一天，小区管理员看到刘爸爸去超市买米，自己抬回家，就打电话给她说“你太不孝了”。刘毓秀却说“这才是新时代的孝顺之道”，让爸爸有机会出门不要宅在家里，且训练肌力。“我觉得大家要有预防观念，让父母保存生活技能与体力不退化，不要等重瘫了才来谈照顾卧床。”

其他“不孝顺”的事例还包括她只带爸妈看初诊，以后复诊就要他们自己去，训练他们坐车、花钱、算钱、找钱、跟医生诉说状况、互相讨论，因为她发现“每次只要有子女出现在诊间，医生就只对着子女说话，好像老人家是多余的人”。她不愿父母失去社会沟通能力，与社会没有联结，久了容易孤立、退化、忧郁。

这些处心积虑其实源自父母定期健康检查，长年用心维持正常血压、血糖、胆固醇等数值，全家人要想父母长寿，那就要想办法建立父母积极、自主的能力与体力，才不致变成“失能卧床的长寿”。

“一直想保护长辈，不让他们做他们本来可以做的事，能力就丧失了。我们平常心，他们才能长长久久延续平常生活。”刘毓秀说。（李瑟）

2

第二章 | 照顾

当父母失能了，如何妥适照护

未雨绸缪，给父母创造有尊严的晚年

人到中年，总在不经意中发现双亲已经是“老人”了。就算目前父母尚健康，为了他们晚年的生活质量与尊严，应该提早思考与准备照顾计划。

日本知名作家曾野绫子在《中年以后》一书中提到，中年以后面对的大问题是照顾父母。

曾野绫子是单亲家庭的独生女，由母亲抚养长大。她大学四年级就结婚，毕业后写小说成为畅销作家，为赶写稿件根本无暇顾及家事，只好“利用母亲”，接她过来住在同一屋檐下、有独立卫浴设备的房间。母亲是家事高手，能帮女儿操持家务、照顾孩子而颇有成就感。

曾野绫子三十多岁时，65 岁的公婆从另外一个县市搬过来变成邻居。“我赞成公婆住在附近，其中一个理由虽是‘利用’，但只让自己的母亲住附近是不公平的，丈夫有个姐姐，已经嫁人。在日本由长男照顾父母是传统观念，而且我想偷懒。”原因是，婆婆有支气管扩张症顽疾，有时会因咳血昏倒，需要安静休养。

以前没有住在一起时，每逢婆婆发病，曾野就得做些菜过去探视，往返外县市要花不少时间，相当辛苦。自从买下隔壁房子，和公婆屋檐距离一米，曾野绫子发现，“真的方便极了”。例如，公婆年纪愈长愈喜欢吃香鱼，但身体衰弱逐渐无法外出用餐，若有朋友送来新鲜香鱼，就可以很快做好让他们品尝香喷喷的料理。

曾野绫子诚实地说，“从那以后，我一点一滴地做，随性地、偷工减料地，总之，总算保住工作，最终也尽到看顾母亲、公婆的责任。我下定决心不舍弃公婆和母亲，誓言大家要生活在一起。”

从相处中，曾野体认到为双亲的幸福所花的钱是有效、也是很好的尽孝方式。“为这个家换新电灯泡、更换纸拉门的纸……我在意的是如何用愉快心情维系这个家。”公婆各自节省，有少许存款。她和先生尽量配合公婆健康状态，不干涉老人家生活，偶尔送几道菜过去，在冰箱补给一些食材，找人全天照护，就应付过来了。

曾野说，她看过和公婆更温馨的相处方式，子女不需要有经济能力，只需要陪老人家聊天喝茶、亲子相聚，一起享受撒下牵牛花种子的时光就好了。温柔地询问：“感冒好一点没？”对双亲而言，就是最大欢愉。“我因为忙碌无法尽到完全地嘘寒问暖，但也没有弃公婆于不顾。大部分人应该都是过这种中庸平和的生活吧。”

生活怎么过都好，中年以后应该考虑：用什么方式照顾双亲才合适。天有不测风云，人有旦夕祸福，旅居日本多年，对日本长期照护现状观察深入的《年迈父母长期照护》一书的作者林正仪建议，当父母一天天老去，子女应该未雨绸缪思考：

- 兄弟姊妹间曾谈过照顾父母的问题吗？谁可以带头讨论？
- 父母有哪些保险？保险公司名称、投保项目？
- 如果父母年老，逐渐失能，想在哪里生活？想与谁住在一起？
- 万一父母病倒，需要长期照护，他们会希望谁来照顾？能接受外人照顾吗？

· 若是父母需要长期照护，兄弟姊妹如何分担费用？远在他乡的手足，如何帮忙？

· 双亲中若有一人先走，另一半想要跟谁、住哪里？

· 父亲、母亲对预立医疗自主计划（ACP）的看法？即父母临终前，对医疗的延命处置，如插管、电击、呼吸器的看法如何？会想要拼到最后一口气，还是比较倾向接受安宁缓和疗护？

· 父母对自己的身后事，如告别式、安葬方式地点，是忌讳不谈，还是早就准备好了？

父母得了这些病可能造成失能，需要长期照护

台湾已经变成长寿社会，女性平均寿命达到 83 岁，男性 76 岁。然而，活得久，不见得活得好。台湾地区国民健康署调查发现，年过 65 岁老人在进食、洗澡、穿脱衣服等日常生活功能方面，有困难的比例近两成（17.4%）；随着年纪增加，失能情形也跟着严重，85 岁以上老老人的失能率已近五成；老奶奶失能率比老爷爷高，老奶奶无法自理、需被人照顾的时间平均长达 8.2 年，高出老爷爷的 6.4 年。

老人失能问题的重要性大过死亡率

以长期照护需求的观点，失能率的重要性大于死亡率，因为失能后需要投入大量人力和物资照护；且从失能到死亡的时间愈长，长期照护需求愈大。老年医学科专家李世代医师为文指出，多数人的健康状况发展的时间序列是先生病，然后失能。若老年人年龄每增加 5 岁，死亡率会增加 50%；而每增加 10 岁会提高 50% ~ 100%的失能率。

一旦失能，立刻牵动的是整个家庭，以及社会是否能提供足够照护资源。有调查指出，一个老人失智，可能会影响 22.7 人的生活，失智老人的主要照顾者约有三到八成是忧郁症的高危险群，可见失能对家庭的冲击。

台湾虽有调查显示每5位老人有一人失能，却没有指出造成老人失能、需要长期照护的原因有哪些，这当中可以从轻度失能的协助上下床、吃饭洗澡，到最严重的瘫痪卧床，身上带着三管（鼻胃管、气切管、尿管），需要24小时照顾，如翻身、抽痰、灌食的都有。

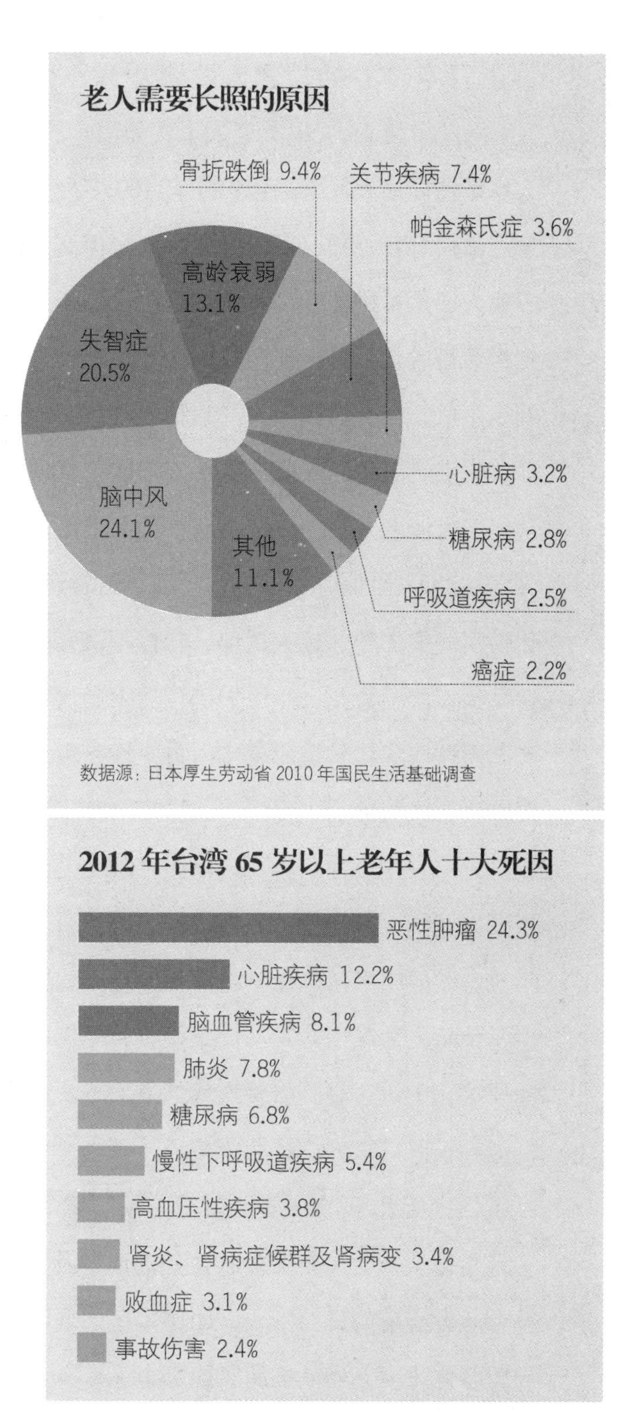

哪些疾病会造成老人需要长期照护？

世界最长寿、老人最多的日本的国民生活基础调查发现，65岁以上长者需要照护的原因，排名第一的是脑中风（24.1％），每4位需要长照的日本长者，就有一位是中风造成的；第二名是失智症（20.5％），接着是年迈带来的衰弱、跌倒骨折、关节疾病，以及帕金森氏症等。

高龄日本致力延长老人健康寿命，减少失能

对照台湾 65 岁以上老人十大死因（前页图），癌症虽是头号杀手，老人也是罹癌最大族群，但癌症有 100 多种，致命程度有轻有重，并且现今癌症治疗日新月异，病人存活率大幅提高，即使发现罹癌已经是晚期，许多病人还是可用药物制止癌细胞扩大蔓延，维持良好生活质量好些年，直到生命最后几个月，甚至几周，才逐渐失去生活自理能力，需要协助。反倒是中风，会突然摧毁大片脑神经细胞，或者像失智症、帕金森氏症，逐渐造成神经退化而失能，需要依赖他人照顾。

前台湾老人精神医学会理事长黄正平在《临床老年精神医学》中指出，许多神经退化性疾病，随着老年人口持续增加而多了起来，老化及神经退化性疾病如失智、老人忧郁，常伴随认知障碍、日常生活功能退化、精神错乱、步调不稳及大小便失禁等临床症状。

而这些症状是造成老年人自主性丧失、需要他人照顾，成为使用长期照顾机构式服务的主因。

日本在 2000 年开办长期照护保险的经验发现，随着平均寿命延长，老者失能状况的比例也跟着成长，因此日本政府从预防生活习惯病，提升年长者的健康生活寿命，以及降低老人长期照护需求两大方向努力。

预防生活习惯病是从健康检查，早期发现三高、控制肥胖，希望降低糖尿病、中风、心脏血管疾病的发生率，提升癌症病人的存活率着手，降低老人长照需求，进行大规模介入计划，例如中央和地方连接，从长辈日常生活中强化营养、复健运动，预防老人二度中风；让民众认识失智症（日本称认知症）早期症状，积极地普及失智症的诊断与治疗知识，提供符合老者需求的日照中心、团体家屋、居家照护等，维持生活质量，延缓失智恶化速度，降低长期照护负担等。

可能造成父母失能 长期卧床的十大疾病

中风

脑中风是台湾成人残障的头号原因，每年约有17000人会因为中风而导致日常生活失能，更是使用健保资源前三名的疾病。它经常来得突然，主要是因脑部的血流受到阻碍，导致无法供应脑部氧气的需求，若不实时接受有效的医治，会给身体带来中度至重度伤害。

脑中风分哪几种?

· 脑梗塞：起因于血管或身体其他部位血液内的杂质或血块，被血流冲落形成栓子，跑到脑部阻塞血管导致脑组织坏死和功能失调。

· 脑出血：脑血管破裂，血液流入脑组织形成血块压迫脑组织，常见有脑组织内出血及蛛网膜下出血两种。

· 暂时性脑缺血发作（又称小中风）：脑部暂时缺血引起中风症状，常见症状包括突然一只眼睛或两眼视力模糊，半侧脸部或肢体无力、麻木、偏瘫，说话大舌头，理解障碍，突然耳鸣、晕眩，丧失平衡感、协调性而无故跌倒，一般在24小时内会恢复，不会留下任何后遗症，但是将来3个月内发生脑中风的危险性高。

· 不自觉型中风（silent stroke）：最常发生在老人家身上，没有自觉症状，但是在脑部磁振造影检查下却看到局部缺血中风的病灶，这些人将来再度中风的概率比检查无异常的人高出2 ~ 10倍。

典型中风症状

嘴歪眼斜、一侧或两侧肢体无力、麻木，意识模糊甚至昏迷，说话不清楚，或无法和人沟通，吞咽困难、流口水，眩晕、呕吐、头痛，步态不稳，运动失调，大小便失禁，单只眼睛或双眼忽然看不清楚、抽搐，情绪冷漠、躁动不安、记忆丧失等。

中风造成失能，尽早复健

依据新光医院神经内科统计，因为脑中风住院的病人里，10%会在医院死亡，25%卧床或坐轮椅，65%出院后可保有行动能力，但或多或少会残留有神经后遗症，例如半身不遂、手脚麻痹、语言障碍等。

目前临床上，会依病人中风不同阶段施予治疗，刚发生中风的急性期一周内，病人常需插鼻胃管、尿管、气管内管等，控制血压、心跳、体温等生命征象，防范脑部伤害范围继续扩大。卧床期间采按时翻身、肢体摆位、按摩等被动性关节活动为主。

中风发生后一周至数月间是复健黄金期，医疗团队会视病人失能程度提供专业治疗处方。护理师协助病家执行大小便训练、预防褥疮等工作；物理治疗是利用各式辅助工具弥补身体丧失的功能，例如练习移动、平衡感与走路等；职能治疗则着重于日常生活训练、肢体功能训练等；语言治疗师专精于失语症、口齿不清、吞咽困难等障碍；社工师可以提供社会资源及相关转介，希望病人能达到最佳预后。病人出院后视中风对身体的影响与恢复程度，有的重回职场，有的则采用居家或赡养护机构的照护方式。

失智症

失智症是一种神经退化性疾病，大多发生在65岁以上老年人身上，影响他们的记忆、思考、行为以及执行日常生活的能力。

世界卫生组织称失智症为21世纪最严重的流行病，2012年全世界失智人数高达3560万人，平均不到7秒就新增一位病人。在台湾，最新调查结果发现，每20位老人当中有一人罹患失智症，推估全台失智症老人近13万人。

最新调查也关注到潜在罹病族群，台湾失智症协会理事长、台大医院神经部医师邱铭章指出，目前医学确诊认定的失智症属于“轻度以上失智症”，但在临床上发现，许多轻度以上失智症患者在确诊之前，可能已有长达20年的脑部损伤，因此特别新增“极轻度失智症（Very Mild Dementia）”和“轻微认知障碍（MCI）”的调查，提醒大众及早预防。

极轻度失智症患者仍可独立生活，就算迷路，在外面多绕一会儿还是能到家，与传统失智症迷了路需靠外力协助才能到家不同。调查结果，65岁以上长者罹病盛行率为3.17%。一旦被诊断为极轻度失智者，平均3～5年就会进展成轻度以上失智症。

至于“轻微认知障碍”是指病人由于教育程度、认知储备较好，因此虽然在记忆、语言、空间、定向感等其中一项已有退化征兆，但仍可独立生活，自我照护功能也还完整。但邱铭章说，这类患者若未治疗，一年内恶化成轻度以上失智症的概率为10%～15%，是一般人的10倍，而这次调查发现，台湾“轻微认知障碍”的盛行率为16.04%。

整体来说，推估台湾约有63万名长者有认知功能障碍，约占所有老人的四分之一（24.18%），民众和政府相关部门都应正视这个问题。

失智症类型

· 退化型失智：中枢神经退化，造成认知或记忆功能衰退，或行为异常，以阿兹海默症为代表。路易氏体失智症和额颞叶型失智症也属于退化性失智。

· 血管型和创伤型失智：多为脑中风造成脑部血液循环变差，因此智力衰退。

· 可治愈的失智症：例如脑瘤、内分泌失调、营养不良等。

血管性失智及大脑类淀粉蛋白沉积的退化性失智可能同时发生，成为混合性失智，这类病患通常临床症状比较严重，且恶化速度也较快。

尽管和西方国家一样，台湾地区的失智症病患以阿兹海默症最多，约占六成，但2013年在台湾召开的国际失智症大会中，国外学者认为，台湾地区调查的罹患失智症的危险因子跟心血管危险因子有关，包括中风、糖尿病、肺部疾病者是失智症高危险群，有中风史的人是一般人的7倍，而糖尿病与肺部疾病罹患失智症风险也高出1.8倍，因此推测，若能积极控制心血管疾病，台湾地区有机会降低失智症盛行率。

失智症的治疗

专家们都坦承，药物治疗的效果有限，除非是因为其他疾病，例如代谢问题、营养不良或神经系统感染等造成的失智，及早除去该疾病，失智症可以复原，否则药物无法阻止疾病恶化，也无法完全治愈，失智症患者的大脑退化会持续进行，吃药顶多能做到延缓病程或改善症状的作用。

目前国内外核准的失智症药物分两大类，第一类是乙酰胆碱酯酶抑制剂，他克林（tacrine）、多奈哌齐（donepezil，商品名：安理申）、利斯的明

失智症类型与病因

失智症类型	比例（%）	病因	代表人物
退化性失智	60～70	中枢神经退化造成认知和记忆功能衰退，或行为异常，以阿兹海默症为代表。 路易氏体失智症和额颞叶型失智症也属此类型。	前美国总统里根 诺贝尔物理奖得主高锟
血管型和创伤型失智	20～30	多因为脑中风造成脑部血液循环变差，或头部外伤造成脑损伤，智力衰退。	前英国首相撒切尔夫人 法国华裔画家赵无极
可治愈的失智症	10～15	及早除去病因，失智症可以复原。例如代谢问题、营养不良或脑部良性肿瘤、神经系统感染等造成的失智。	——

（rivastigmine，商品名：艾斯能）、加他敏（gatantamine）4 种[①]，轻到中度阿兹海默症患者适用；第二类则是麸氨酸 NMDA 受体拮抗剂，用于中到重度失智病人。

药物治疗效果有限，现在医界认为其他治疗可扮演辅助角色，常见的诸如音乐治疗、园艺治疗、宠物治疗、怀旧治疗、光照治疗等，失智症协会或相关机构开办的"瑞智学堂"会搭配这类治疗课程，可多加运用。

提早发现失智的检查

由于失智症患者的脑部变化可能远在发病前很多年就已经开始，例如异常的类淀粉蛋白[②]和Tau蛋白[③]异常沉淀并产生斑块、神经纠结、脑部海马回萎缩等，但这些病理变化通常在初期不会明显影响记忆、思考等功能，因此很难早期发现，一旦行为出现异常，失智程度恐怕已经迈入中、重度，错失治疗良机。

台北市荣总神经内科王培宁医师指出，过去这些病理变化需等病人去世后做大脑的解剖才能看见，但现在已经能用一些新的检查提早发现，包括：

· 脑脊髓液的异常生物标记：由腰间穿刺抽取脑脊髓液，以化验当中的类淀粉蛋白及 Tau 蛋白沉积量是否异常。

· 磁振共振的变化：判断脑中海马回的体积是否开始萎缩。

· 正子断层扫描：脑部两侧颞顶叶部位的葡萄糖代谢是否减弱。

· 基因检测：是否有和失智症相关的遗传或危险基因。

---

① 获美国 FDA 批准用于治疗 AD 的药物有 5 种，4 种为乙酰胆碱酯酶抑制剂。——编者注

② 指淀粉样蛋白 A（英文名 SAA）与血浆高密度蛋白（HDL）结合的一种急性相蛋白，目前临床研究把目光集中于炎性疾病急性反应期间的 SAA 类型。——编者注

③ 微管系统是神经细胞骨架成分，可参与多种细胞功能，微管由微管蛋白及微管相关蛋白组成，Tau 蛋白是含量最高的微管相关蛋白。Tau 蛋白是含磷酸基蛋白，正常成熟的脑中 Tau 蛋白分子含 2～3 个磷酸基。而阿尔兹海默症（老年痴呆症）患者的脑 Tau 蛋白则异常过度磷酸化，每个分子 Tau 蛋白可含 5～9 个磷酸基，并丧失正常生物功能。——编者注

· 类淀粉蛋白正子断层扫描：看脑部是否有类淀粉蛋白异常沉淀。美国食品药物管理局（FDA）和欧盟都已通过这项技术，并列为早期诊断阿兹海默症的诊断标准之一。

2012 年发表在《新英格兰医学期刊》的研究中更发现，在失智症状发现的 15 年前，类淀粉蛋白正子断层扫描已可看到异常的类淀粉蛋白堆积。在台湾地区，卫生署也已通过这项研究，预计在下半年可以开始试验。

高龄衰弱

老年人的衰弱症是一种介于健康与生病之间的状态，或是失能前的阶段。

究竟什么情形叫作衰弱（Frailty）？目前医学看法是，衰弱起因于老化使得身体多重生理系统，包括神经肌肉系统、内分泌系统与免疫系统等的储备功能降低，造成老人比较容易因压力源而遭受伤害的一种状态。

有些老人家是在没有明显压力状况，日常生活功能逐渐降低，日渐衰弱。另外有些衰弱老人则是平时可能没有症状，但在遭遇压力时，比方得了感冒、肠胃炎、外伤、麻醉、手术、服用药物等，身体调适反应比较差，进而演变成跌倒、失能、住院、入住长期照护机构，死亡的概率较高。

美国约翰·霍普金斯医院老年医学科医师弗里特（Linda Fried）在 2001 年首度为虚弱症候群定下 5 个临床指标，包括：

· 体重在一年内减轻 5%

· 肌力变差

· 没力气做事

· 行动迟缓

· 体能活动度下降

台大医院曾对家庭医学部及老年医学部门诊慢性病老人，利用上述

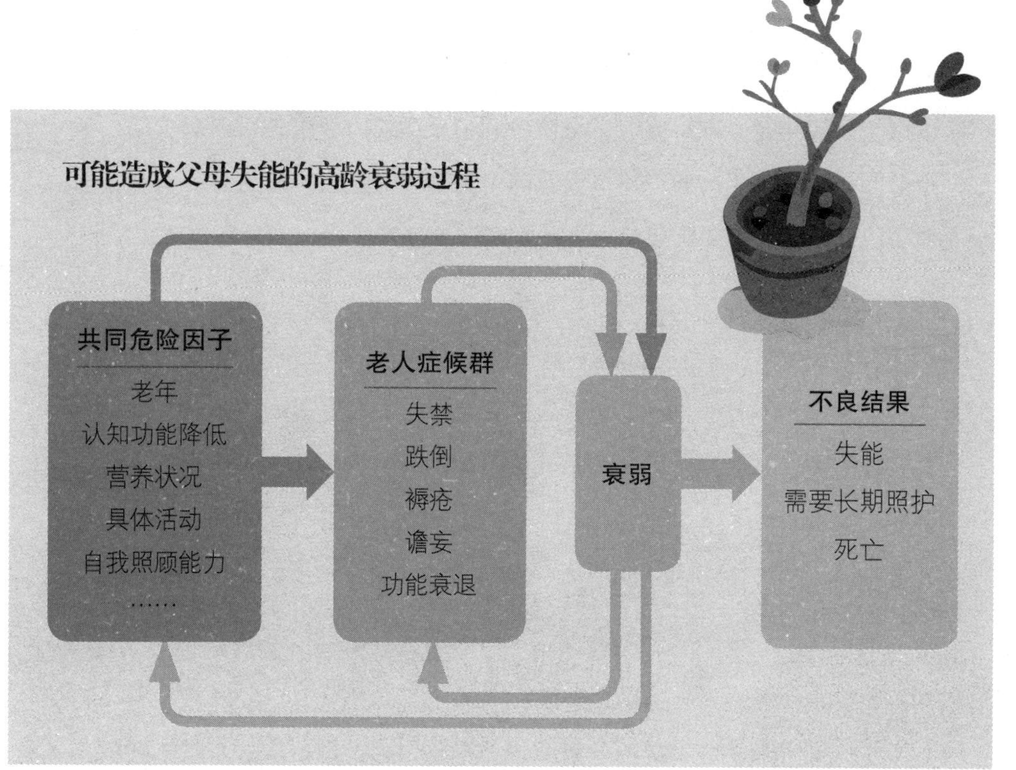

数据源：J Am Geriatr. Soc

指标去做检测与问卷调查，发现去看门诊的老人中，每5个人就有一个（19%）有衰弱问题。

衰弱有不同的严重程度，也是一种动态过程。有可能由较严重的衰弱，经由药物治疗、营养补充与复健运动等方法，恢复到比较轻度衰弱状态。比较常见的是从轻微的衰弱进展到出现“老人症候群”，比方生活功能退化、跌倒、尿失禁、谵妄、褥疮等问题，演变成比较严重的衰弱，导致失能。弗里特的研究发现，衰弱老人在3年内发生失能、住院或死亡的比例比较高。接受手术的老人若有衰弱问题，发生手术后并发症、死亡、入住长期照护机构的概率较高，住院天数比较久。

如何避免或减轻年迈衰弱，目前医界认为最有效的方法是规律地运动或保持动态的生活方式。运动或者活动（例如买菜、园艺、打扫等），可以维持身体功能，维持或促进身体协调与平衡能力，改善肌肉减少症，减少跌倒的机会。同时配合适当的营养、控制慢性病，多参与社交活动、保持正向愉悦情绪，才能减缓“老年衰弱、失能、卧床”的恶性循环。

跌倒与骨折

老人家经不起摔。事故伤害是台湾老人第十大死因，其中一半（51%）与跌倒有关，96%的髋部骨折是跌倒引起的。台大医院老年医学部主任詹鼎正引述研究指出，一般小区中65岁以上的老人，约有三分之一每年都会跌倒，这个数值在75岁以上长者中更高。

可怕的是，银发族一旦跌过跤，就会增加再次跌倒的危险。有统计指出，跌过一次的人再次跌倒的风险，比从来没有跌倒的人高出3.8倍。

美国耶鲁大学医学院前外科教授努兰则指出，造成年长者卧床的最重要原因，就是摔跤。另一个因为跌倒演变到后来卧床的原因是，老人家摔跤以后，出现“跌倒恐惧症”，他们会把步伐变小，或在需要转弯时身体僵硬，害怕动作太大会再次跌倒，更严重的会不敢站起来走路，活动少，腰腿更衰弱无力，怕出门闭居家中而影响人际交往、生活作息，慢慢失去自我照护能力。

为什么老人容易跌倒？

詹鼎正表示，跌倒原因大致可分内在和外在两方面因素。内在原因主要是老化，造成神经系统反射与协调变得

老人最容易跌倒三大地点

排名	家里	户外
1	客厅	街道或路上
2	卧室	菜园农地
3	浴室厕所	公园或运动场

数据源：台湾地区国民健康署调查“老人自述跌倒发生地点的前三名”

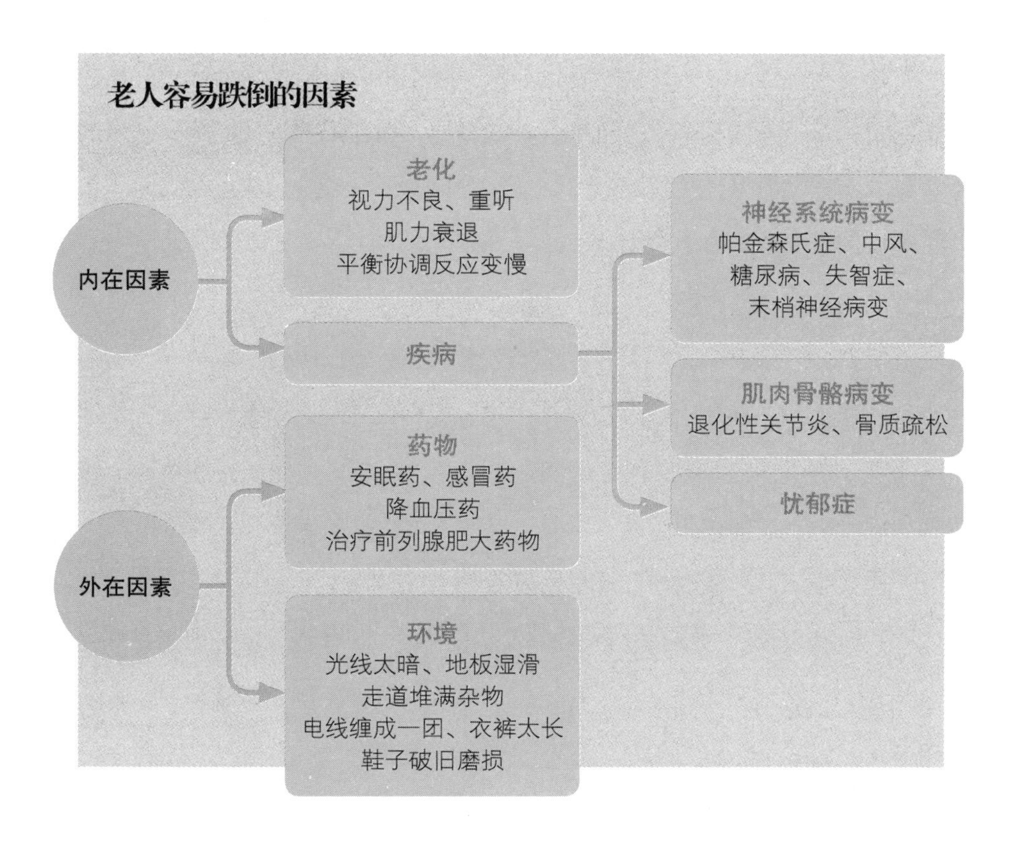

比较迟缓，如果脚底一滑或踢到门槛来不及反应，就摔倒了。老化也会使视力不良、肌力衰退和走路步态不稳而容易跌倒。

其次，许多疾病如中风、帕金森氏症、失智症、退化性关节炎、重听、忧郁症等，都是跌倒的风险因子。

造成老人跌倒的外在因素，“药物是最常见的凶手”。詹鼎正说，任何会影响中枢神经系统或治疗心脏血管药物都可能增加跌倒机会。最常见就是安眠药、会让人想睡觉的感冒药，有些降血压药物会引起姿势性低血压，意即站起来血压突然降低，脑部一时得不到血液供应，眼前一黑就很容易摔倒。某些治疗前列腺肥大药物、治疗过敏的抗组织胺、肌肉松弛剂都可能是造成跌倒的嫌疑犯。

环境也是造成老人跌倒的肇因。例如舍不得开灯、家里光线不佳，地板湿滑，走道电线缠绕成一团或者堆满杂物，地毯边缘卷翘起来，都可能害老人家绊倒，太长太宽的衣服裤子、磨损老旧没有防滑功能的鞋子，都可能增加老人重重摔倒的风险。

跌倒最容易受伤部位

“台湾地区国民健康署”、“台湾地区中老年身心社会生活状况长期追踪”调查发现，在跌伤老人当中，往往最容易伤到的 3 个重要部位，依序为下肢（腿部）、上肢（肩膀双手）及髋部，摔伤后常因此卧床不起，身体活动受限，失去社交活动，不仅让老人痛苦，也加重照顾者的负担。

老人骨折，尽快治疗，尽早恢复活动

一旦跌倒骨折，要尽快就医治疗。根据骨折的严重程度，由骨科医师决定是穿铁衣、卧床休息、石膏固定、手术钢钉板固定或者需要置换人工关节。

比方，身体有些部位的骨折，像是肋骨、肩胛骨、程度较轻微的腰椎压迫性骨折等，不需要手术或石膏固定，但因为疼痛，病人需穿背架或卧床休息几周。手部桡骨末端骨折，一般徒手复位后，石膏固定 6 ~ 8 周；

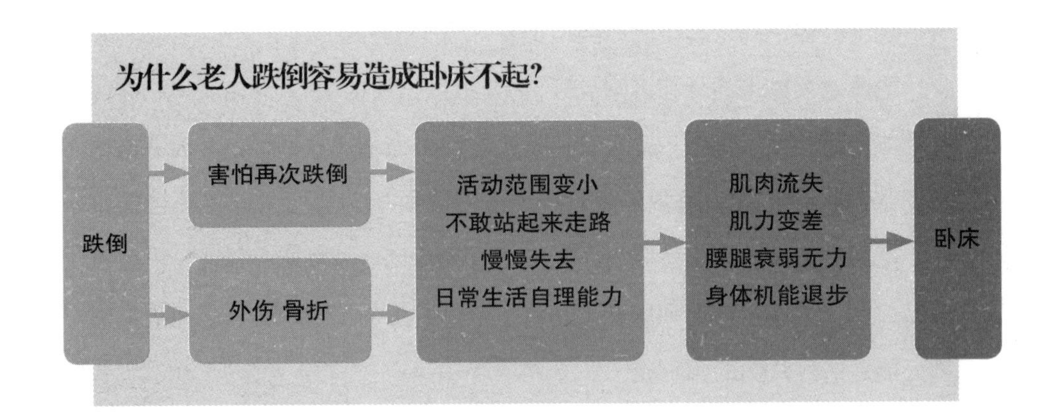

粉碎性桡骨末端骨折徒手复位后，加上外固定器固定。大腿股骨颈骨折或股骨转子间骨折，大多必须手术钢钉钢板固定或置换人工关节等。只要病人身体状况容许，要尽快接受治疗。

治疗后，咨询医护人员何时可以让长辈起床和活动筋骨，避免因卧床过久或限制活动带来褥疮、下肢血管栓塞、肺炎、尿路感染等并发症。褥疮大多发生在卧床一周内，而身上有褥疮的病人，住院天数会延长，而且也有较高的死亡率。有统计指出，在手术后两周内就可以起床活动的病人，能够恢复到骨折前的日常生活功能状态的机会比较高。

关节疾病

如果平常健步如飞的爸妈开始跟不上你的脚步，上下楼梯渐渐没力，O形腿愈来愈严重，甚至关节出现变形……这些都是软骨磨损的警讯，当关节陆续出现疼痛、肿胀、积水等发炎反应，很可能就是罹患退化性关节炎。

台湾地区和日本的统计相似，关节炎是老人相当常见的慢性病，也是导致生活失能的主因之一。台湾地区国民健康署统计，目前台湾有两成长者深受关节炎所苦。退化性关节炎的发生是因为过度使用、受伤、肥胖、遗传等原因，关节长期承受压力，导致关节表面的软骨不断磨损、变薄；当软骨无法保护骨头，就会刺激骨头自我保护，增生骨赘，也就是俗称的骨刺。

退化性关节炎不只出现在膝、髋关节的软骨磨损，每节脊椎上下左右也都有关节面，它同样会挤压、变形，发生退化。脊椎退化最常见的问题有椎间盘突出、脊椎狭窄症，还有脊椎滑脱。

椎间盘就像每节脊椎间的避震器，但随着年纪增长，这块软骨的弹性会变差、厚度减少，椎间盘外围的纤维环可能因长期挤压而突出，甚至内层的髓核可能被压出来，造成椎间盘突出。

脊椎狭窄症就是椎间腔狭窄。因为长期磨损，连接脊椎骨与软骨间的黄韧带可能因损伤及修复的过程变得肥厚，脊椎的关节面为维持稳定、减轻压力也会变得粗大，导致椎间腔愈来愈窄。

脊椎滑脱则是脊椎改变原有的正常排列。滑脱的原因可能是运动伤害、姿势不良造成，也可能因椎间盘退化造成椎节松动。

初期症状可能只是韧带拉扯、破坏导致滑囊发炎，渐渐症状愈来愈严重，身体为了调适而刺激骨质增生、长出骨刺，最后逐渐压迫到神经，出现麻、痛、肌肉无力的状况，甚至影响身体的感知与功能。

治疗关节疾病，先从日常生活做改变

如果老人家的退化还不至于要开刀，或是身体状况无法开刀，可以去康复医院，通过药物治疗、物理治疗与职能治疗，提供日常生活建议，例如如何保持正确姿势，如何建立肌肉、分摊力量，避免关节不当磨损等，改善症状。

除了康复治疗，通常医师会开消炎止痛药缓解发炎和疼痛，但有些长辈担心吃止痛药伤胃、伤肾而抗拒。事实上，若只是偶尔吃、不痛就停药，消炎止痛药的副作用是很小的。若发炎情况很严重，医师还会直接在患处施打类固醇，不仅能立刻抗发炎，还能让患者缓解数周的疼痛，而且这在美国梅奥医学中心也是标准的治疗指引，患者并不会因为这一针就影响造血功能、出现月亮脸、虎背熊腰等副作用。

除了通过消炎止痛药缓解症状，台北荣总骨科陈威明医师认为，最积极的治疗其实是从日常生活开始做改变，方法有：

- 减重

- 练肌肉
- 热敷、泡热水
- 少蹲跪
- 换穿软鞋子
- 调整过去激烈的运动习惯

当这些保守治疗都无效，病人必须天天依赖止痛药时，才要考虑是不是该换关节。骨科、神经外科都是可能的选项。置换膝、髋关节的病人可以找骨科里的骨关节科或相关科室；脊椎相关疾病的患者可以找骨科里的脊椎外科或神经外科；若因骨质疏松严重到骨折通常也是直接送到骨科。

至于腰椎退化问题，有些时候神经压迫已经引发无法忍受的疼痛，或是导致某些功能丧失，如大小便无法控制、性功能障碍、无法执行脚部动作等，则需要立即开刀处置。

通常椎间盘突出、椎间腔狭窄、长骨刺导致的神经压迫会做减压手术，把压迫神经的肥厚部位去掉，如果是脊椎不稳、滑脱造成的疼痛就会施以融合固定手术，植入固定用的支架、钢板、钢钉进行骨头的融合。

当然手术还是有一定的风险。年纪大的患者身体可能有许多毛病，例如心肺功能差的病患易有麻醉风险，有慢性疾病如糖尿病的患者，可能在手术过程增加感染的概率，凝血功能异常的人则有大量出血的风险，要特别小心。（曾沛瑜、张晓卉）

帕金森氏症

帕金森氏症和阿兹海默症、中风并列老年人三大易发脑神经疾病。世界拳王阿里、台湾音乐家李泰祥都得此病，据传前中信金控董事长辜濂松亦是帕金森氏症患者。

帕金森氏症病因是位在大脑基底核中的黑质分泌神经传导物质的多巴胺神经细胞退化，使得多巴胺（dopamine）分泌量减少。而多巴胺是负责身体的运动协调和完成精细复杂等动作功能的物质。当体内多巴胺浓度不足，就会出现帕金森氏症的典型症状：四肢颤抖；手部静止时，手指会出现像数钞票的震颤动作；肌肉僵硬；举止不灵活等。

随着病程演变，病人会出现写字很小、表情呆滞、吞咽困难、说话小声、小碎步、愈走愈快和走路时手臂不会摆动等症状。而与运动功能无关的症状有姿态性低血压、睡眠障碍、频尿、便秘、性功能障碍、忧郁症、四肢疼痛或嗅觉异常等，状况因人而异，如果持续恶化，病人可能日常生活能力逐渐退化，活动困难需卧床或困坐轮椅，最后可能因呼吸道、泌尿道等感染并发症而死亡。

诊断主要是靠病史和神经科医师的检查。治疗包括药物、手术与其他辅助性治疗。初期主要以短效型及长效型的多巴胺药物为主。但帕金森氏症是进行性的神经退化疾病，多巴胺会日渐减少，使得药物施用剂量愈高，药效愈来愈差，症状就愈来愈严重。

由于药物治疗无法控制严重病患的症状，改善病患生活质量，因此外科手术治疗便成为很重要的治疗方法。常用方法是脑部深层刺激术（Deep Brain Stimulation），利用立体定位手术在大脑特定部位植入传感器，协助改善症状，提升生活质量，减少口服药物量。

如果能早期接受治疗，可以延长病人留在职场继续工作和保有身体活动的时间，并因而延长寿命。

照顾帕金森氏症长者，要尽量协助活动全身肌肉关节，肢体僵硬可以洗温水澡及按摩改善。用魔鬼贴取代繁复纽扣，选用比较容易穿脱的衣服，不必绑鞋带的鞋子等。食物切成细块方便吞咽。

家中的摆设愈简单愈好，注意家具和植物的摆设是否容易绊倒，走廊浴室装设扶手、防滑地板等，避免跌倒受伤等。

心脏病

心脏病、中风、糖尿病、肾脏病都是老年人常见、常常互相牵连，危险因素也很接近的疾病。例如缺血性中风患者约有六分之一有心房颤动（最常见的心律不齐之一，好发于65岁以上），且五到九成都有高血压，如果是女性长者同时有高血压和心房颤动，中风概率增加5倍，死亡率增加2.5倍。因此，要照顾老爸老妈的健康，首要之务是控制好血压、血糖、血脂，并且了解心脏病发作的征兆。

别以为心脏病发作的征兆就一定是捂着胸口喊痛，当出现以下这些症状，很可能是心脏病发了，要尽速送急诊。

- **胸口像被揪住、紧紧压住的疼痛。**新光医院心脏内科主任洪惠风表示，这种疼痛是心肌梗死，也是心脏病发作最典型的症状，有些时候无法用手明确指出哪一点，而是一种广泛性疼痛。

- **胸口闷、紧紧的、很像被一块石头压住或者像被象腿踩住的沉重压迫感。**不是每个人心脏病发作时都会胸痛，有时候是强烈、持续的胸闷，如果发现父母突然这样，很可能心脏病发作，要赶紧送急诊。

- **突然头昏、想吐、冒冷汗，再加上胸闷……**头昏、想吐、冒冷汗这3个症状都是因为血压低而出现的症状，请子女们更多一些观察，如果长辈这时又同时出现胸闷，很可能是心脏出问题了。如果这些症状出现几秒或几分钟之后又好了，很可能是心律不齐，也可能是狭心症（又称稳定型心绞痛），建议要赶紧找心内科医生就诊。

此外，如果平时可爬楼梯、快走，突然运动量上不来，走一点点路就很喘，胸口有压迫感、冒冷汗，甚或连休息时也出现胸口闷、喘的征兆，也很可能心脏病要发作，应尽速就医。

● **如果妈妈出现不寻常的疲倦感、呼吸急促、胃堵堵的……**心脏医学权威期刊《循环》曾针对515名发生急性心肌梗死的女性做研究，结果发现，95%的女病患回忆在病发前一个月或更久之前，出现了新的或不同以往的症状，而这些发病前兆完全颠覆一般想象。

研究指出，曾有胸痛或胸部不舒服的女性不到三成，超过七成的女性竟出现很不寻常的疲倦感，其次是睡眠不正常、失眠、呼吸急促、喘、消化不良和焦虑。

而发生急性心肌梗死时，将近一半的女性没出现胸痛，反而有超过一半出现呼吸急促、虚弱、严重疲倦感、冒冷汗、晕眩等非典型症状。

● **疼痛区域在肚脐以上，或从胸部扩散至肩膀、手臂、脖子、下巴、背部、牙齿、胃、上腹部，有可能是心脏病发作的前兆，建议赶紧送医。**

如果心脏病发作次数多，心脏功能日趋衰弱，若再发生感染、脱水等意外，最终可能演变成心脏衰竭。主要症状有疲倦、水肿、喘，晚上睡觉可能会觉得呼吸困难，要坐着才觉得呼吸顺畅等。

要预防心脏衰竭，就要做好三高控制，按时服药追踪心脏功能，日常生活减少盐分摄取，控制体重、咨询医师和物理治疗师可以从事哪些运动，在身体状况允许下，多活动筋骨，维持心脏功能不再退步。

糖尿病

台湾目前约有150万人有糖尿病，每年患者成长近10万人，预估5年内将突破200万人，成长惊人的主因之一是老年人口快速增多。根据统计，60岁以上老者每5位就有一位罹患糖尿病。

糖尿病如果没有有效控制，导致的并发症很惊人，超过八成糖尿病人有高血压，近半数（44%）有慢性肾脏病，1.6%会洗肾，5个糖尿病患者就有一人会并发视网膜病变，引发脑中风的概率有2.3%，得心血管疾病的有6.2%，可说是集合多种慢性病（共病）于一身。

幸好，对这群长者来说，只要做好血糖控制，就可减少并发症的风险。国外最新研究显示，糖化血色素（HbA1c）每下降1%，因糖尿病造成的死亡可降低21%、小血管病变降低37%、截肢或心血管病变造成的死亡降低43%、心脏衰竭和心肌梗死也可降低14% ~ 16%。

做好5件事，与糖尿病和平共处

● 定时量血糖

想控制血糖正常，首要之务就是要监测血糖，做血糖日记。每天餐前、睡前定时量血糖，才能知道到底吃了什么会让血糖飙升，对已经在打胰岛素的人来说，也才知道该怎么调整胰岛素的剂量，让血糖维持稳定。

● 控制饮食

饮食是控制血糖最基本也最重要的原则，尤其要注意糖类食物的摄取，建议跟营养师讨论每天的糖类食物摄取分量，同时掌握“三少一多”原则：少糖、少油、少盐、多纤维。

● 规律运动

运动可以促进胰岛素发挥功效，增进身体对胰岛素的敏感度，降低血糖浓度，达到降血糖作用；此外，运动也能控制体重，降低胆固醇、三酸甘油酯，增加肌肉与血管的弹性，进而降血压。

国外对于运动降血糖的研究不少，比较知名的是美国“糖尿病预防计划”，将3234位高血糖受试者分成3组，第一组仅给一定预防性卫生教育，第二组接受营养师膳食指导、摄取低脂饮食并在健身教练指导下运动，第三组则给药物（双胍类，Metformin）改善血糖。

研究持续 3 年之后发现，平均每年第一组有 11.5%的人变成糖尿病，第二组的效果最好，仅 5.5%的人变成糖尿病，第三组则有 7.5%。

显然，维持良好生活形态，规律运动、饮食控制的效果绝不输给单纯使用降血糖药物。

哪些运动较适合呢？美国临床内分泌学会指出，每周健走 4 次，每次 40 分钟，可降低身体对胰岛素的抗性，有效控制血糖。除了健走，游泳、骑脚踏车、有氧运动，都很适合大多数的糖尿病患者。

● **听医生的建议好好治疗**

糖尿病卫生教育学会理事长游能俊呼吁，“当饭前血糖≥ 100 mg/dL，一定要就医，不能只单靠饮食控制。”早发现早就医，治疗效果较佳。

很多人不知道自己有高血糖，或者不想配合医嘱用药或打胰岛素，一直拖，结果错过早期治疗。

目前研究已经证实，及早使用胰岛素积极控制血糖，能维持胰脏 β 细胞的功能，增加人体自行分泌胰岛素的机会。甚至有研究指出，及早积极治疗后，有四到五成的病患在停用胰岛素之后，即便不使用任何药物经过一年追踪，仍可稳定控制血糖。

很多人担心一旦打胰岛素就得一辈子注射了，其实不然，要看患病时间多久、当初是不是急性问题而开始注射、是否早期发现早期积极治疗，还是很有机会可以停止，改成口服降血糖药物控制即可。

● **定期追踪检查**

- 根据糖尿病学会照护计划指引
- 糖化血色素至少每半年检查一次

- 血脂肪至少每年检查一次，包括总胆固醇、高密度脂蛋白胆固醇、低密度脂蛋白胆固醇、三酸甘油酯
- 尿液微量白蛋白至少每年检查一次
- 足部检查至少每年一次
- 眼底检查或眼底彩色摄影至少每两年做一次

呼吸道疾病

● 慢性阻塞性肺病

台湾40岁以上成年人当中，平均每6人就有一人罹患慢性阻塞性肺病（COPD，Chronic Obstructive Pulmonary Disease），每年花在治疗COPD的健保支出高达270亿元新台币，比糖尿病为184亿元新台币还多。

吸烟是造成慢性阻塞性肺病的主因，香烟里的数百种有害物质，会刺激呼吸道造成慢性发炎，使痰液堆积不易排出，长期下来呼吸道与肺泡变形，导致呼吸困难。

“咳、痰、喘”是COPD典型症状，愈来愈多证据显示，COPD病人容易增加得其他疾病的风险，影响生活质量及存活时间。这是因为COPD造成呼吸道气流受阻以及过度充气，妨碍了心脏功能与气体交换；血液里的发炎介质除了导致骨骼肌耗损及恶病质（cachexia）之外，亦会引发或加重其余的共病症，如缺血性心脏病、心脏衰竭、肺癌、骨质疏松、贫血、糖尿病、忧郁等。有些患者到疾病后期，甚至会因呼吸衰竭而不得不插上气管内管、依赖呼吸器存活。

COPD无法根治，但积极规律治疗可以减缓症状及恶化速度。

戒烟是最有效且经济的治本方法。终身义工孙越吸了37年的烟，1984年戒除，却因戒烟太晚，后来深为COPD所苦，曾经半年内就发生4次呼

吸道感染住院治疗，每次住院都超过 10 天。孙叔叔以过来人身份说：“如果不想为 COPD 所苦，最有效的就是立即终止吸烟，以及不要开始吸烟。”

治疗 COPD 有吸入型类固醇、吸入型支气管扩张剂、祛痰剂、抗生素等，需要很有恒心地依照医师指示长期用药物控制。当病人的肺脏已经不能从空气吸到足够氧气，因而出现缺氧并发症，比方头晕、头痛、意识不清、心脏衰弱的时候，必须依医嘱使用氧气，避免肺心病，改善生活质量。最后手段是接受外科手术，做部分肺切除或肺脏移植。

COPD 病人应以均衡饮食为基础，低糖、高脂和足够热量为原则。低糖、高脂饮食就是少甜食、少淀粉类食物，减少这类食物代谢后产生过多二氧化碳；并且在烹制食物时，多加些植物性油脂，或者直接食用开心果、腰果、杏仁等。优质的植物性油脂如菜籽油、橄榄油、苦茶油等，可以增加热量摄取，也可以降低发炎物质产生。

如果病人觉得呼吸费力，建议少食多餐，将一天摄取量分成4 ~ 6餐，另要避开容易产气的食物，以免因肠胃胀气，增加肺脏负担。病人若是食欲差、体力虚弱到无法进食足够食物时，可以适时补充合适的营养补充品。

现在市面上有专为 COPD 患者或呼吸衰竭病人调配的低糖、高脂肪的液态营养品，热量主要来自脂肪，所以能减少二氧化碳的产生和蓄积，并提供高热量，补充营养。

COPD 病人应常做肺部呼吸训练，包括噘嘴呼吸与腹式呼吸，可以改善肺部功能、缓解呼吸困难的症状、增加活动的耐受性，并且在呼吸急促时可以控制和缓解不适的症状，提高生活质量。每天至少训练 3 次，一次至少 10 分钟。

噘嘴呼吸：鼻子慢慢吸气，在内心默念“1、2、3”，并配合节奏用鼻子做深吸气。嘴巴吐气，噘起嘴唇像是要吹口哨，默数1—6。吐气的长度、时间必须是吸气的两倍，这样才能够帮助把小支气管气道的二氧化碳吐干净。

腹式呼吸： 训练用横膈膜带动呼吸，吸气时腹部鼓起，吐气时凹下，可以增加吸入氧气量。

● 肺炎

肺炎高居老人死因第四名，平均不到一小时就一人因肺炎丧命。单单2011年，台湾地区就有近90万人因肺炎就医、超过26万人因肺炎住院，其中45%是老人。

老人得肺炎特别棘手，主要是年纪大免疫系统较弱，得糖尿病、高血压等慢性病多，如果感冒或流感，很容易并发肺炎。若是因为生病失能长期卧床，加上吞咽和咳嗽反射功能退化，声门也因为老化关得比较慢又关不紧，一不小心就容易呛到，把食物和口水吸到肺里去造成吸入性肺炎。

老年人的肺炎有几个特点：

症状不明显： 一般人罹患肺炎会有发烧、咳嗽、胸痛、喘不过气等症状，但老年人可能只是全身无力、倦怠，有短喘、微微发烧甚至体温没有高起来，很容易被忽略。

常使原本的慢性病恶化： 一旦得肺炎很容易导致原来疾病发作或更严重，可能在短短48小时病情急转直下演变成败血症、心肌炎，呼吸衰竭或多重器官衰竭等危急生命情况。

感染的细菌常常比较复杂： 加上平时常服用其他多种药物，药物之间交互作用与不良反应的风险增加。

病程进展快又短： 为了争取治疗时效，医师如果诊断病人是肺炎，即使还没确定是否细菌引起，也会投予抗生素治疗，控制感染。其他治疗药物，多是针对症状处理，比方用祛痰剂稀释痰液，促进痰液排出；支气管扩张剂减轻呼吸困难；解热镇痛剂降低因发炎症所引发的疼痛，缓解发烧带来的不适。

开始抗生素治疗后的前三天是关键期，如果病情没有改善（比方血氧浓度上升、白细胞下降），就得考虑感染的是否是抗药性强的细菌，可能需用第二、第三线抗生素，并且很需要病人自己的抵抗力抵御细菌。

预防老人肺炎，日常生活保健里饮食运动可以增强免疫力，卧床老人家要勤翻身、吸蒸汽、拍背排除痰液，可以的话每天坐起来，或者换到轮椅上几次，接种肺炎链球菌疫苗、每年定期接种流感疫苗，在感冒流行季节，老人家少去拥挤的公共场所。

长辈若是感冒了，要留意他的呼吸会不会喘，是否会嘴干舌燥，精神状态是否和平时不一样，只要感觉不对劲，尽快就医。

癌症

和其他慢性病类似，老人也是癌症最大发病族群。台湾整体癌症的年龄分布约有四分之三是发生在65岁以上的银发族群，比方，患病率最高的大肠癌当中有56%是老年人，新患肝癌的人里一半是老年人。

老年人得癌症和其他族群有什么不同？詹鼎正指出，不同癌症与年纪的相关性可以差别很大。以乳癌为例，70岁以后才得到的乳癌似乎比50岁以前得的乳癌比较不容易转移，也有较久的存活率。再以淋巴癌为例，三十多岁是得淋巴癌的一个高峰，而另一个高峰在八十多岁，银发长者得的淋巴癌，与年轻人的淋巴癌不仅种类不同，预后也不一样。

但不管是哪一种癌症，要正确诊断老人的癌症比较困难。因为癌症的症状常常没有特异性，例如大肠癌的表现可能是大便带血。但是大便带血可能是痔疮、息肉、溃疡等疾病造成的。而老人得这些良性疾病的机会，常比恶性肿瘤的机会大，甚至良性与恶性的疾病也可以同时存在。不管是长者或是医师，如果找到一个疾病可以解释临床的症状，可能就不会进一步检查下去。再加上老人常常很怕一些侵入性的检查，如大肠镜，许多情况都可能延误癌症诊断。这时需要老人家和家人商量，看看怎样的个人化处置最符合所有人的想法。

詹鼎正举例，同样是大便带血，一位 80 岁长辈做大肠镜后发现癌症，很快切除后一切平安；另一位年纪相仿的奶奶，因为长期服用阿司匹林，一直认为大便出血是药物的副作用，又加上她同时有心脏病、肾衰竭，又怕大肠镜，她也说就算有大肠癌也不要治疗。詹医师只得在病历记录奶奶状况，也得到家属同意持续追踪粪便出血的状况。

治疗老年人的癌症与治疗年轻人会有不同吗？许多研究显示，同样一个癌症，老年人接受治疗的积极度常比年轻人低。

因为无法控制的因素（如老化、慢性病、多重用药等）太多，现今大部分医学研究很少以老人为研究对象，在没有很好的老年人研究数据时，大多数医师还是用成年人的研究成果推及银发族。另外，不管是病友、家属或医师，常常会有老人家年纪大了，承受不起积极治疗的误区，而建议保守治疗。

但年纪不应该是病友接受任何治疗的决定因素。愈来愈多的研究发现，以出生年龄来界定病人老化程度容易误导治疗决策，“周全性老年评估（CGA）”有助于决定老年人接受癌症治疗的积极度。詹鼎正解释，老年科或老年肿瘤科的医师，利用全面性老人评估，检视病人生理、心理、家庭社会支持和日常生活功能后，将老人家分为 3 类，提供治疗建议。

● **相对健康的长者：**这些人的治疗与成年人相同，该做的手术、化疗、电疗都要有，目标是根除肿瘤。

● **衰弱的长者：**建议采取支持性疗法，亦即与癌症和平共存，治疗的同时要兼顾最佳的生活质量。

● **易受伤害的长者：**也就是健康状态介于第一类与第二类之间的长者。有些是因为慢性疾病没有处理好，暂时无法接受积极的治疗。先治疗处理好其他疾病，如果调整后，还是相对不健康，治疗方式就会偏向保守。

此外，台湾地区的人们长久以来有种误区，认为老人家如果知道自己得癌症，会失去活下去的动力，所以家属常拼命隐瞒。但詹鼎正的经验是，大部分老人家如果怀疑得癌症来住院检查，其实多半心中有数。所以每次家属要求不要告知老人家病情时，他会先与家属沟通，希望他们能同意告知老人病情。

因为许多癌症已可以治愈，或像其他慢性病一样长期控制，若想得到病人配合治疗，把病人置于医疗决策之外，很难让病友得到最好的医疗照护。况且，现今长者对自我健康的要求很高，不会愿意接受家人与医师“联合”起来隐瞒病情。尤其若治疗过程有副作用，或是治疗效果不如预期，病情恶化，老人家会对医疗团队与家属有没有尽心尽力为自己治疗起疑，也会破坏医患关系。如果最后在病友的强力要求下再告知，对长者的打击更大。“病人是接受治疗的人，应该参与及决策。”詹鼎正强调。

基隆市长庚医院癌症中心主任王正旭指出，癌症病程大约可分为零期、中期、晚期、末期和临终，除非特殊个案，老年癌症病人在零期、早期、中期，应该和一般病人相同，接受完整癌症治疗，治疗期间应更注意各种疗法副作用做调整，但若癌症复发或是一开始诊断就是进入晚期或末期，尤其是临终时，就要积极考虑接受安宁缓和医疗，尽力让病人得到善终，“生死无憾”。

选择最佳的照看方式

资深媒体人、世新大学客座教授王健壮的父亲在60岁从高雄造船厂退休第二天，就拎着一只行军袋北上，跟他同住。78岁那年，同一个行军袋，又回到南部。

王健壮在缅怀父亲的《我叫他，爷爷》中自述："从他在家中常常突然昏倒，我就陷入了不知如何抉择的困境。"反复考虑几个月，决定带父亲重回南部，"是我一生最痛苦的一次抉择"。

王健壮提到，父亲有高血压痼疾，虽遵医嘱服药，血压仍经常飙高。过世前两年，几度昏倒几度住院，虽然多是有惊无险，但医院只要看他病情稍微转好，就忙着催他办理出院。"但如果哪天他又昏倒，在我们上班上学家中无人时又昏倒呢？我每次坐在病床边，看着熟睡中的父亲，常常就会被脑海中浮现的这个画面吓到。"

那段时间王健壮四处探询，听说阳明山上有间私人养老院办得很好，许多名人的父母住那里，但费用贵得吓人，一般人很难付得起；又听说几家公办赡养中心也不错，收费不高，但病人太多，衰病的暮气比医院还像医院，判断父亲大概一天也待不下去。王健壮想："继续跟我们住是上策，但风险最大；住养老院，弊多利少，且我有人伦上的不忍；剩下来唯一选择，就只有回南部了。”

但他说不出口。一天、一个星期过去，一个月、两个月过去，每次面对父亲都欲言又止。“有天晚上终于鼓足勇气坐在他对面，把我憋了好几个月的心事，一件一件地告诉他，把我想过的顾虑，一层一层分析给他听。我不知讲了多久，他侧着脸，一言不发，安静得像一座雕像。”

“我不想住老人院。”听王健壮讲完后，父亲转过脸看着儿子说出这句话，神色安静但决然。“那回高雄，让老妈照顾你好吗？”他又侧过脸没接话，隔了好久、好久，才说：“那就回去吧。”

“痛哭终夜，不能原谅自己。”那天的日记，王健壮只写了这句话。

＊＊＊

44 岁的雅云和先生、女儿住台北，哥哥到美国念书后结婚生子就业定居，她的双亲都是退休老师，住在彰化一栋透天厝[①]。近几年，妈妈和爸爸接连生病，她成了医院常客，经常焦头烂额。

最先是妈妈偶然间摸到耳朵后面肿肿的，一连串就医检查确诊是第三期鼻咽癌，到台北的医院接受治疗，持续追踪；妈妈还因容易焦虑紧张，长期服药；最近一年妈妈走路时，常会莫名其妙软脚跌倒，雅云带着妈妈就医找原因，骨科追踪关节退化、软骨磨损问题，风湿免疫科则是不断抽血检查各种免疫相关的因子，神经内科怀疑是罕见的疾患，但要做肌肉切片方能确诊，因概率很低，切片又属高侵入性检查，于是去找老人医学科，医生再度建议去大医院做肌肉切片。

雅云叹一口气：“我们遇到的每个医生都优秀、认真，他们看的都是我妈妈，看到的却是不同部位，像瞎子摸象，摸到哪个部位就说是什么，

① 台湾地区早期房屋型式，他们把由一户人家居住，占地面积很小且看上去顶天立地的建筑称为透天厝。——编者注

给不同药方，唯一相同的是：没有一个医生能改善我妈妈跌倒的问题。花了一年的时间在医院团团转，却仍找不到答案。”

和妈妈相比，雅云原以为69岁爸爸较无须操心，爸爸长年活跃于兰花、摄影界。家里辟了几十坪温室种植培育兰花，经常到台湾各地担任比赛评审；爸爸还热爱摄影，为拍照台湾、世界到处走，光是拍动物大迁徙就去了非洲大草原3次。

然而，无常往往比明天先来。去年年底，爸爸在老人健康检查时发现肝功能指数偏高，进一步从腹部超声波看到肾脏长东西，计算机断层诊断是肾脏癌。雅云陪爸爸寻求最好治疗，A医院建议做全肾切除，B医院医生则表示可做部分切除，但爸爸有高血压、血管钙化问题，需要小心处理。父女两人商量后，决定在B医院治疗。

手术过程顺利，出院那天，雅云和先生带着4岁女儿和妈妈去接爸爸，一行人走到停车场，爸爸突然说：“头好痛！”整个人瘫倒，雅云打电话回病房求救，护理师要他们立刻去急诊。

家人用轮椅推爸爸上楼到急诊，爸爸已经失去意识，叫他没有反应。计算机断层显示脑部动脉瘤破裂大出血，立刻住进加护病房准备开脑手术，“动脉瘤破裂脑出血，三分之一当场死亡、三分之一治疗后变成植物人严重失能、只有三分之一的病人相对稳定清醒，可以立即接受治疗。”星期日从家中被医院呼叫赶过来开刀的神经外科医师说得明白。

从下午到深夜爸爸进手术室，雅云签了十几张同意书，和先生医院上下跑来跑去，终于在隔天凌晨在手术室恢复室再看到爸爸。术后转到病房时，如医师预测，爸爸并发脑积水，昏睡不认得人，又做了脑室外引流减压手术，装上引流管。

突然而来的自费医疗项目和请院内看护支出，还好有父母亲退休金和积蓄，爸爸也幸运地逐渐清醒，手脚慢慢可以活动，但吃饭下床上厕所都需人贴身照顾，接近出院日子，千头万绪，该怎么办？

雅云开始到处打听，想送爸爸去赡养中心暂住，问到一家口碑不错的，但爸爸非台北市民那里不收；参观住家巷子口某间公寓式赡养中心，“那个环境我怎样都不想把爸爸送进去。”几经思考，她决定请外籍看护工、在台北家附近租一间电梯大楼的两居室，陪伴爸爸走向康复之路。

半年过去，雅云的爸爸已经回彰化老家，比发病前瘦了近二十公斤，虽然体力大不如前，但摄影和兰花依旧可以燃起他的热情，六月份还在家乡当年任教的学校举办摄影展，“很幸运，爸爸又回来了。”雅云说。

＊＊＊

当父母病倒、卧床失能了，该由谁、在哪里照顾？是马上要面临的大问题。长期照护的最大难处是，不知道这个历程会维持多久，何时会画上句点。老人家有可能渐渐好起来，恢复元气，重回原来生活轨道；也可能病情越来越走下坡路，照护担子日趋沉重，直到离世。无论如何，长期照护必须动员整个家庭协力合作。

1 确认长辈失能程度

如果长辈还在住院，与医生约时间，兄弟姐妹共同出席，了解掌握长者病情，未来发展（预后），可能造成的失能程度，需要照护的程度与注意事项等。

评估长辈失能程度主要是依据巴氏量表，看被照顾者能不能自理生活，包含 10 个指标：进食、移位、个人卫生、如厕、洗澡、平地走动、上下楼梯、穿脱衣物、大便控制及小便控制，但同时也会评估其他生活自理能力，例如是否可以自行拨打电话、上街购物，以及家属照顾负荷等指标做综合评估。若是失智症，则另有评估量表（如 CDR），判定失能依赖程度。

什么是巴氏量表?

巴氏量表（Barthel Index）是一种评估日常生活功能的量表，缘起于美国巴尔的摩市州立医院物理治疗师巴希尔（Barthel），在 1955 年应用于测量住院中复健病患的进展状况；后来将这份工具发表到医学文献，于是巴氏量表就被广泛应用测验复健、老年病人的退化情形与治疗效果。

简单地说，巴氏量表就是去看一个人从起床后，必须具备的生活功能。透过量表的评估，了解被照顾者的失能程度，并据此判断该提供哪些适合的照顾。

哪些情况需要接受巴氏量表评估?

当长辈有以下需求时，就需要接受巴氏量表评估，这是目前台湾地区在长期照护上最常运用来评估个案身体功能的工具：

· 申请全民社保“居家护理”时，除需要医师开立居家照护医嘱单外，医疗人员会以巴氏量表分数进行评估，确认是否符合健康保险申请的收案标准。

· 申请“外籍看护工”时，申请标准是需要由医院开立诊断证明书及传递单，另依据巴氏量表来进行个案的日常生活功能评估，确认是否符合申请条件。

· 申请“长期照护计划服务”时，长期照护计划是政府提出的大温暖社会福利套案的旗舰计划，内容包含居家服务、日间照顾、家庭托顾、辅具购买（租借）及居家无障碍环境改善、老人送餐、交通接送服务、长期照顾机构、居家护理、居家（小区）复健、喘息服务等。

· 用来观察临床变化。临床上巴氏量表被广泛、不定期地运用于住院或是新收个案（例如中风病人）身上，作为各阶段病程的评估、比较进展状况、治疗及照护方向的参考。

哪些病人可以借巴氏量表评估来申请居家护理、外籍监护工或长期照护服务？

台大老年医学部主任詹鼎正举申请外籍看护工为例，个案因日常生活功能受到限制，运用巴氏量表评估，分数达到收案或申请的标准后，如果符合申请表上的 14 项病况（不含失智症），就可以提出申请。如果 14 项都不符合，还有第 15、16 项其他类选择，但医师需要详述理由，“很多人觉得只要巴氏量表分数到了就可以，这样的观念是不对的。”提出申请长期照护服务时，除具有巴氏量表之分数需要考虑外，也需要同时符合年龄及身份的规定才得以提出申请，例如申请的条件需要符合 65 岁以上老人、55 岁以上原住民或是 50 岁以上身心障碍者之重度失能者中的其中一项就可以提出申请。

巴氏量表的评估内容包含哪些？

巴氏量表评估包含 10 项评估内容，总分 100 分。其中 7 项与自我照顾有关，包括进食（10 分）、个人卫生（5 分）、洗澡（5 分）、穿脱衣服（10 分）、如厕（10 分）及大小便控制（各 10 分）；另外 3 项与活动能力有关，包括移位（15 分）、步行 / 行走于平地（15 分）及上下楼梯（10 分）。检测者依被照顾者的行为能力给分，能力愈好，分数愈高。例如无法自己进食是零分，需要别人协助、切好食物是 5 分，如果能在 10 秒内自己使用餐具吃一口，就有 10 分。

目前规定巴氏量表低于 35 分，或者年满 80 岁且巴氏量表分数低于 60 分的个案，可以申请外籍看护工。

失智症用临床失智评分量表（CDR）

有些疾病例如精神障碍、失智症属于心智功能缺损，日常生活里走路、吃饭、穿衣服所受到的影响较小，巴氏量表的评估结果可能看不出失能。但失智长者问题出在记忆能力、方向感等认知能力，只要外出就可能失踪，同样有被照顾的需求，所以医学针对失智症，采用的工具是临床失智评分量表（CDR，Clinical Dementia Rating）（160 页），从记忆力、定向感、解决问题、参与小区活动的能力、家居嗜好、自我照料等六大项目去评量病人的失智严重程度。

2 召开家庭会议，盘点资源，决定照顾方式

掌握老人家病况、失能程度后，应该举行家庭会议，把照顾失能长辈当成一个重大事件处理讨论。平时家里遇到大事应该就会有主要决定者（例如父亲或母亲、长子、长女或者大家公认比较能干或常出主意的那个人），和所有成员讨论可行的照顾方式、可能的支出费用，如何利用现有社会资源等，尽最大诚意达成共识。

手足间若有困难，建议在家族会议时就说清楚自己可以分摊以及无法做到的部分，不要理所当然地把照护工作丢给没有生病的另一半、老大，或者单身的兄弟姊妹。

家庭会议讨论的重点有：

- 照顾所需的开支有多少？目前有什么补助或保险可以申请？
- 可能的支出费用，例如在医院内聘请看护或送机构花费、医疗自费项目、医药及病床费用的部分负担、副食品或营养品费用、辅助用具的开支，如轮椅、助行器、便盆椅、尿壶、气垫床、抽痰器或氧气供给等。
- 照顾所需要的技巧及能力为何？是否可以在家中照顾？还是送到

养老院等机构代为照顾？

- 生病长辈的意愿，记得与当事者充分沟通，了解他的期待。
- 社区中有什么资源可以运用？离医院或复健中心的交通是否方便？
- 照护工作的分工，由谁担任主要照顾者？其他家人可以如何协助？

如果经过讨论决定送生病的长辈去机构，不要在意亲戚朋友邻居的闲言闲语，“家家有本难念的经”，没有必然的对与错。对缠绵病榻的长辈最有益处的做法是，上网或询问专业医护人员，收集相关信息，找适合长辈的机构种类，亲自去看过、考虑各种条件后再决定。

家人不愿接受外人服务，怎么办？

有时失能家人未必愿接受陌生人来家里服务，该怎么处理？

先沟通：为家人申请服务前，先让他知道有这件事，征得同意，免得万一到时他不肯开门，再好的服务也没用。

等适合时机：新北市长照中心照顾管理督导李素华说，如果长辈觉得还能照顾自己，倒也不一定要勉强他接受长照服务，免得反而剥夺了他自理生活的能力。或许过一阵子，他自觉年纪渐长、体力变差，可能就不排斥接受照顾了。

先保持距离：彰化县长照中心长期照护科科长蔡坤蓉建议，让来做居家服务的保姆先做陪同就医、准备餐食、洗衣等项目，不要马上跟失能者有肢体接触（如换衣服、洗澡），免得不自在。

说善意的谎言：有些长辈因为不想花钱而拒绝用外人，可能需要家属说善意的谎言。

临床失智评估量表（CDR）之分期

	记忆力	定向感	解决问题能力
无（0）	没有记忆力减退，或稍微减退，没有经常性健忘。	完全能定向。	日常问题（包括财务及商业性的事务）都能处理得很好；和以前的表现比较，判断力良好。
可疑（0.5）	经常性的轻度遗忘，事情只能部分想起，“良性”健忘症。	完全能定向，但涉及时间关联性时，稍有困难。	处理问题时，在分析类似性及差异性时，稍有困难。
轻度（1）	中度记忆力减退；对最近的事尤其不容易记得；会影响日常生活。	涉及有时间关联性时，有中度困难。检查时，对地点仍有定向力；但在某些场合可能仍有地理定向力的障碍。	处理问题时，在分析类似性及差异性时，有中度困难；社会价值之判断力通常还能维持。
中度（2）	严重记忆力减退，只有高度重复学过的事物才会记得；新学的东西都很快会忘记。	涉及有时间关联性时，有严重困难；时间及地点都会有定向力的障碍。	处理问题时，在分析类似性及差异性时，有严重障碍；社会价值之判断力已受影响。
严重（3）	记忆力严重减退只能记得片段。	只能维持对人的定向力。	不能做判断或解决问题。
小项计分			

临床失智评估量表第三级以上之失智症认定标准虽然还没有定出来，面对严重的失智障碍程度时，可以参考以下的规则：

深度（4）	说话通常令人费解或毫无关联，不能遵照简单指示或不能了解指令；偶尔只能认出其配偶或照顾他的人。吃饭只会用手指头不太会用餐具，也需要旁人协助。即使有人协助或加以训练，还是经常大小便失禁。有旁人协助下虽然勉强能走几步，通常都必须坐轮椅；极少到户外去，且经常会有无目的的动作。
末期（5）	没有反应或毫无理解力。认不出人。需旁人喂食，可能需用鼻胃管。 吞食困难。大小便完全失禁。长期躺在床上，不能坐也不能站，全身关节挛缩。

	社区活动能力	家居嗜好	自我照料
无（0）	和平常一样能独立处理相关工作、购物、业务、财务、参加义工及社团的事务。	家居生活、嗜好、知性兴趣都维持良好。	完全能自我照料。
可疑（0.5）	这些活动稍有障碍。	家居生活、嗜好、知性兴趣，稍有障碍。	完全能自我照料。
轻度（1）	虽然还能从事某些活动，但无法单独参与，对一般偶尔的检查，外观上还似正常。	居家生活确已出现轻度之障碍，较困难的家务已经不做；比较复杂之嗜好及兴趣都已放弃。	需旁人督促或提醒。
中度（2）	不会掩饰自己无力独自处理工作、购物等活动的窘境。被带出来外面活动时，外观还似正常。	只有简单家务还能做，兴趣很少，也很难维持。	穿衣、个人卫生及个人事务之料理，都需要帮忙。
严重（3）	不会掩饰自己无力独自处理工作、购物等活动的窘境。外观上明显可知病情严重，无法在外活动。	无法做家务。	个人照料需仰赖别人给予很大的帮忙。经常大小便失禁。
小项计分			

目前分期

0	0.5	1	2	3	4	5
没有失智	轻度失智	未确定或仍待观察	中度失智	重度失智	深度失智	末期失智

4 步帮长辈找到优质养老机构

父母倒下，很多人慌乱中听从医生介绍的养老院。其实做好 4 个步骤，也能帮父母选到好机构。

家中长辈老、病了，若非万不得已，通常不愿住进养老院，其实并不是老人不喜欢住养老院，不论美国、北欧或日本任何一个发达国家的研究都发现，每个人都希望在熟悉的环境中老去，看自己喜欢的书、去习惯的超市，去巷口的杂货店绕绕。

而将心爱的长辈给外人照顾，无论是哪个世代的孩子，也都是纠结。万一父母失能到了非送养老机构照顾或是自己承担不了照顾责任时，该怎么办？我们多方咨询专业人士与养老机构负责人，综合整理以下有用的信息，以供重要的判断：

1. 审核财务与长辈失能情况

财务问题很现实，就长辈失能的情况了解机构分类与大致收费：

轻度：赡养机构，收有自理能力老人。

中度：养护机构，生活自理不便，但没有插管的长辈。

重度：分为 3 类：

- **长期照护机构：**类似护理之家，但负责人非护理师，不能收插管病人。
- **护理之家：**不限失能程度，收三管（气切管、胃管、尿管）病人。
- **失智专区：**专收失智病人。

护理与养护机构价差0.5万~1万元，若长辈没有三管（气切管、导尿管、鼻胃管），则考虑送长辈到养护机构。城乡、地段也会影响收费，“机构其实就是租一个床位和照顾的意思。”文化大学社工系助理教授陈正芬说。

养护机构收费北市从3万~3.5万元起跳，隔一条河的新北市约2.5万~3万元起跳。而失智专区因为照顾人力较高，通常4万~5万元起跳，中南部一般比台北少1万元以上。

2. 上网找资料

- **上网看什么？**

除了看机构的介绍外，也看该机构的网站上是否公告价钱，和当天去问的是否一致，有没有分项计费，（如营养费等）耗材如何计费？

3. 实地探访，检视需求

家属选择机构的原则，其实十分实际。先就长辈的身体状况所需、就医方便，以及自己探视为主要考虑。

- **要选财团法人机构还是小型机构？**

机构大致分两类，财团法人机构通常空间大，活动性高，在山明水秀的郊区居多，而在市区内的机构受限于空间，多为小型机构。至善老人赡养护中心社工王晓婷建议，“如果长辈还有认知功能，带长辈来看，让长辈自己决定。”

若长辈还有活动能力，就算选择小区型小型机构，也可挑选附近有公园或有庭院，能让长辈晒太阳或活动的空间。

但如果长辈已经卧床、没有意识，就不需要考虑社交与空间，而以子女探视方便为主。

● 要选离家近还是离医院近？

如果长辈身体的状况稳定，如 3 个月才需回诊一次，就可以选择离家近的机构。若状况不稳，常需送医，建议选医院附近的赡养护机构。例如长辈虽住大安区，但在荣总看病，那就选择荣总附近的机构较好。

● 去参观时，看什么？问什么？

陈正芬建议，白天和晚上各去参观一次。

白天则选择用餐时间去，看吃什么菜色，若长辈吃不完，喂食的动作是否细心？下班去参观时，则要特别注意人力配置，因为各机构普遍有人力不足的问题。好的机构夜班至少要有一位护理人员值班，以及一位讲中文、本国籍的照顾服务员。因为护理人员能做生命征象的判定，万一有状况也能判断送医。

除了看看硬设备，闻闻气味、看看空间、采光外，也可观察入住长辈的干净程度、表情、笑容，和工作人员互动的情况。

● 以下问题也可以问：

· 你们每天让老人下床活动的次数？

· 平常有没有活动或行动的安排？

· 你们合作的是哪个医院？急诊都送哪个医院？我爸爸平常都看 ×× 医院，急诊或回诊可以回 ×× 医院吗？

· 有没有就医陪伴？

· 有没有签合约？

· 老人可不可以外出？

· 老人如果要进行康复医疗、洗肾怎么去？

· 万一老人住院，是不是一样要付费？

· 过年不在机构里，费用怎么算？

万一老人失智，虽然机构已设有失智专区，但收费较高，若经济上负担不起送失智专区，需送养护机构。不要隐瞒机构，直接问对方，如果长辈有问题行为，他们会怎么处理。

4. 要持续探望，其实是种监督，有助于长辈的照顾质量

养老机构也希望家属持续探望，因为对他们而言，有一个主要对口人，可以定期和你沟通。此外，你的持续探望也较能接受长辈衰老，以免照顾纠纷。“至少两周看望一次，”一家机构负责人这样要求子女，“其实和机构关系好，长者也会好。”她说。

自己既是专业人士，又是为人子女的中山老人服务中心主任李梅英，语重心长地建议中年子女“要把孝道的焦虑放下”，很多人不愿送长辈到养老机构，是因为觉得自己不孝。

她婆婆失智送到养护机构，每次她打电话给婆婆，失智的婆婆总是说胃不舒服、吃不下，机构的人对她不好。若询问机构的工作人员，他们又说老人家很投入活动，在此生活得很好。

有一次，婆婆生日，李梅英和她先生故意骗说不去探望她，想要给她一个惊喜，老人家就说“你们不来，我就不去参加活动了”，快到达时他们又打了一通电话给老人，老人还是说“不参加活动”。没想到，他们到达时，看到老人家穿漂亮的洋装、高跟鞋、擦口红，高高兴兴地在参加生日活动。

下一次，她先生自己偷偷去看妈妈，隔着窗户看到妈妈正在参加活动，笑容灿烂，做儿子的他已经很久没看到妈妈这样的笑容了，躲在窗边

的他默默流下眼泪，8 年来送妈妈到机构的罪恶感才放下。

台大金山分院居家护理师刘旭华表示，有些人认为把失智长辈留在家中照顾比较好，因为送到机构，若人力不足，互动少，失智老人会退化得比较快。但刘旭华曾经几次去新北市一所家屋型失智照护机构，她观察到，住在那里的老人，看到有客人来，都会热情邀请参观自己的房间，介绍照片里的家人；有位老奶奶为了吸引别人注意，故意吐东西在饮水机上，护理长幽默地说："奶奶，你掉东西在上面了。"接着哄她动手清理；即使面对吃饭能力已经退化的老人，仍然耐心陪伴长辈自己慢慢吃完……如果工作人员用心，利用专业照护技巧，配合团体活动、园艺、回忆相簿等治疗方式，失智老人在机构是生活得很开心的。（黄惠如、张晓卉）

依长辈身体状况，挑选赡养机构类型

Step1 了解赡养机构的分类与收费

状况：健康，生活可自理
选择：赡养中心、养生村
月费：2.5 万 ~ 3 万元

状况：长期慢性病，但不能收三管病人（三管：尿管、气切管、鼻胃管）
选择：长期照护机构
月费：2.5 万 ~ 3 万元

状况：生活自理不便，但未插管
选择：养护中心
月费：3 万 ~ 3.5 万元

状况：已经三管，需由护理人员24 小时照顾
选择：护理之家
月费：4 万 ~ 4.5 万元

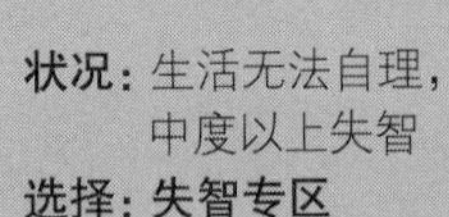

状况：生活无法自理，中度以上失智
选择：失智专区
月费：5 万 ~ 6 万元

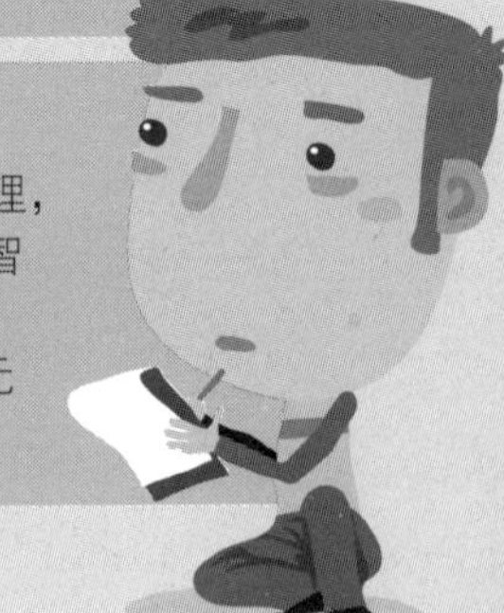

注：月费以台北市为例。新北市与台北市约有 5000 元的价差，而中南部与台北市约有 1 万以上价差。

类型	接收对象	服务设施
老年社会福利院	主要接纳“三无”老人，自理老人、介助老人、介绍老人	生活起居、文化娱乐、康复训练、医疗保健等
养老院或老人院	专为接待自理老人或综合接待自理老人、介助老人、介护老人	生活起居、文化娱乐、康复训练、医疗保健等
老年公寓	专供自理老人集中居住（符合老年体能心态特征的公寓或老年住宅）	餐饮、清洁卫生、文化娱乐、医疗保健等
护老院	专门接收介助老人	生活起居、文化娱乐、康复训练、医疗保健等
护老院（护理养老机构、护理院）	专门接收介助老人	生活起居、文化娱乐、康复训练、医疗保健等
敬老院（在城市街道农村乡镇，村组设置）	供养“三无”、“五保”老人，残疾人员和社会寄养老人	生活起居、文化娱乐、康复训练、医疗保健等

注：社会上也有部分养老机构并非完全根据其符合特征而命名。

Step2 上网或打电话找数据

一、评鉴至少乙等以上。

各县市政府应在网站公布评鉴结果，若无，

电话打去县市政府社会局老人福利科，问该机构评鉴等级是多少？

过去有没有重大违规事件？

二、查看机构网站介绍，是否公布价钱与各项明细？

Step3 实地探访＋检视需求

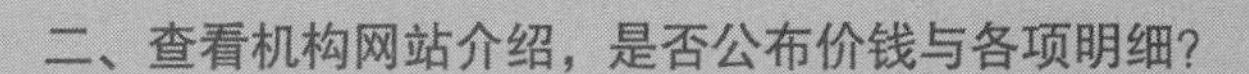

以长辈的身体状况与探视为考虑，
了解此机构是财团法人机构还是小型机构。

- 财团法人机构通常在郊区，空间大但探视不便。小型机构通常在市区。
- 如果长辈还有认知功能，带长辈来看，让长辈自己决定。
- 如果长辈已经卧床、没有意识，就不需要考虑社交与空间，可考虑小型机构。

离家近还是离医院近？

- 如果长辈身体的状况稳定，可以选择离家近的机构。
- 若状况不稳，常需送医，建议选择医院附近的赡养护机构。

Step4 持续探望有助长辈照顾质量，至少两周探望一次

实用指南

有用的医疗或社会资源

A 居家服务

1. **居家护理：**护理师到府提供身体健康评估、鼻胃管、尿管、气切管照护换管等。
2. **居家照顾技巧指导：**护理师到家里对照顾者或外籍看护工指导照顾技巧。
3. **居家复健：**职能治疗师或物理治疗师为长者做复健评估、拟定复健内容和指导，可以维持老人家的活动力，延长在家居住时间，预防失能状况恶化。
4. **居家营养：**营养师到家评估老人的营养需要，拟定老人所需热量、菜单，并教导照顾者制作适合老人的食物，或者选择合适的鼻胃管灌食营养品。
5. **居家照顾：**居家服务员到家里协助照顾，提供陪伴就医、餐饮、协助洗澡、穿换衣服、协助进食和服药、协助上下床、陪同散步、协助肢体关节运动、使用生活辅助用具等，让照顾者有喘息机会，减轻照顾者的压力与负担。
6. **营养餐饮服务：**提供经济弱势失能老人补充日常营养而提供的餐食服务。
7. **家事服务：**付费的钟点家事服务，在费用可负担的前提下，减轻家务的劳动负荷。

B 小区服务

1. **日间照顾服务：**提供白天机构式照顾。包括娱乐休闲、联谊活动、供应餐食等。
   或专业护理服务、医师定期巡诊、日常生活照顾和训练、复健服务等。
2. **家庭托顾：**可以将被照顾者送到托顾员家中托顾，下班时再接回家。
   和日间照顾相比，家庭托顾比较能配合照顾者和被照顾者需求做弹性调整。
3. **暂托服务（喘息服务）：**机构喘息是把被照顾者从家里送到机构，接受 24 小时暂时照顾。居家喘息则是居家照顾服务员到家中照顾。
4. **身心障碍者临时暨短期照顾：**
   当家庭照顾者有紧急事情或需要舒解长期照顾压力时所提供的服务。
   定点照顾：将被照顾者送到定点接受照顾。
   在宅照顾：派专业人员至家中，提供临时照顾服务。
5. **交通接送服务：**方便失能者就医或使用长照服务。现有部分出租车业者提供协助失能者上下楼的服务。

C 长照机构

1. **护理之家 / 长期照顾机构：**针对罹患慢性病需要长期照顾的病人，提通机构式生活照顾服务和医护专业照顾服务。
2. **养护机构：**针对没有生活自理能力，且不需要技术性护理照顾（例如有三管：鼻胃管、气切管、尿管）的老人，提供机构式的生活照顾和护理照护服务。

生活独立性	记忆力改变 性格改变 空间定向感障碍 **轻度症状**	意识混乱 词不达意 不会穿衣洗澡 不会吃饭用家电 躁动、失眠 **中度症状**	行动困难 进食困难 失禁 严重认知障碍 **重度症状**	吞咽困难 多重感染 长期卧床 **末期症状**
资源选项	A4、A7 B1~B3 D1~D3	A2、A4、A7 B1~B4 D1~D3	A1~A7 B1~B5 C1、C2 D1~D3	A1~A7 B1~B5 C1、C2 D1~D3 E

数据源：台大医院金山分院居家护理师刘旭华

D 其他资源

1. **预防走失：**针对可能走失的家人，例如：失智老人、智能障碍、精神病患者，或想先做准备，都可以利用预防走失手链，发现走失者的民众可透过服务专线告知手链上的编号，服务人员即可通知家属来带回家。
2. **中低收入户老人住宅设备改善：**提供居家无障碍环境改善，以及排水设施整修，例如扶手、防滑措施、屋顶防水、室内给水或排水等，提升老人居住质量和居家安全，强化家庭照顾功能。
3. **辅具服务和居家无障碍环境改善：**辅具服务包括辅具咨询与评估、训练、维修和租借等。在无障碍环境改善可以装设扶手、斜坡道、日常生活动线的评估和规划等，促进被照顾者的独立能力，增加生活功能，也可以减轻照顾负担。
4. **照顾技巧训练：**提供照顾相关课程，例如怎样移位、管路照护、用药安全等。
5. **支持团体：**透过小团体方式，让照顾者，或者已经毕业的照顾者（被照顾者已往生），有时搭配艺术治疗、联谊聚会，提供照顾者一个安心放松、能够喘息的场所，或者办下午茶、户外旅游等方式，互相分享支持。
6. **心理协谈：**由家庭照顾者关怀总会提供心理压力负荷过大的照顾者一年 8 ~ 12 次心理协谈，减轻因为照顾引发的压力和情绪困扰、与家人沟通问题等状况。
7. **咨询服务：**如家庭照顾者关怀总会、康泰医疗基金会、台湾失智症协会等，提供电话咨询与关怀服务，包括资源介绍、转介、照顾技巧训练课程、倾听支持等。

E 小区安宁

医院提供居家安宁疗护服务。

家人、朋友团结协作，让爱“不断电”

孔子的学生子夏曾问老师什么是孝？孔子说：“色难。”意即孝敬父母，和颜悦色最难。如果对长辈流露出厌烦的样子，这样的孝心就是不及格的。然而，长期照顾失能长辈，需要极大体力与耐心，话说“久病床前无孝子”，是有可能的。

据台湾地区家庭照顾者关怀总会推估，台湾现有 72 万个家庭照顾者。台湾地区需要长期照顾的老人，超过八成与家属同住，家庭担负着大多数照顾的责任。

照顾失能长辈，准备餐点、协助吃饭、穿脱衣服、洗脸洗澡、上厕所，加上陪伴外出活动、打扫家务、洗衣、采买、吃药、打电话、处理财务等，这些工作几乎是一天 24 小时、日复一日无休，没有足够爱心、耐心、体力、技巧很难胜任。

台大医院金山分院院长黄胜坚上有高龄双亲，自己也当了外公，经常陪居家照护团队到小区探望缠绵病榻的老人，他感慨，“帮小宝宝换尿布，我们会赞美‘大便真水！’老人失禁便溺，儿女嫌脏嫌臭，边换边骂……”黄胜坚特别提醒，照顾失能老人，需要注意很多小细节，心态尤其重要。至少要照顾到老人没有异味、孙儿愿意接近爷爷、奶奶或曾祖。

家庭照顾者总会提醒，父母卧床，兄弟姐妹开完家庭会议，若有一个人可以担任主要照顾者专职照顾，切忌从此把照护重担堆在一个人身上。即使是单身子女，现在长期照顾的服务比较多元，增加了很多不同的选择，善用居家及小区的服务可以帮助减轻照顾负担，要多去了解现有的资源，依据老人的意愿及家庭的状况，做出一个可以接受的选择。

有些远居他乡的兄弟姊妹，久久回来探视一次，出于弥补心态，常常喜欢在照顾上出主意、下指导棋。雅云的父亲脑部动脉瘤破裂大出血住院时，住在美国的哥哥只能用电话掌握病情进度，好不容易请假回来，雅云东奔西跑忙着找中介请外籍看护工，交代待在病房的哥哥遇到医生查房要问哪些问题，当她赶回医院发现哥哥和医生谈的都不是重点，气得变脸，哥哥还讲:“你不能指挥我们。”妈妈还和哥哥站一边帮腔，雅云苦笑说:“当时，我真的体会‘远亲近臭’是什么感觉了。”

没有和失能长辈同住、不是主要照顾者的亲友，记得要做聪明的“后援部队”，倾听与陪伴，提供情感、财务、短期替代照顾等支持，肯定照顾者的努力。

随病情进展，照护方式也要跟着调整改变，担子有可能日渐轻松，但更大可能是日益沉重。对照顾者来说，从亲人需要长期卧床那一刻起，便要调整，病人的身体和情绪需求不断在改变，照顾者的角色要不断调适、变化，就像计算机要常更新或升级一样，不应该抱有“非要这么做”的期待。

有时，为病所苦的长者会乱发脾气，用伤害性字眼、举动来责怪照顾者，理智上知道长辈是因为病痛才会有这些扭曲行为，但心里还是很受伤，有时还是会起冲突。

在 2012 年拿到全球各项电影大奖的《爱》里，中风失能的老太太怄气拒绝先生喂她吃饭，老先生耐心劝喂，老太太仍使劲闭住嘴巴，更把嘴里口水给吐出来，老先生气极了，“啪！”打了太太一耳光，刹时引起满场观众倒吸一口气，连空气都冻结了。“要在痛苦里寻求尊严，只能透过‘爱’与‘同情’，但这却是最难的；爱是很困难的东西，却不是每个人都能拥有。”导演哈内克（Michael Haneke）在剖析他的纪录片《哈内克的导演圣经》里直指人性。

有些照顾者会以为照顾失能长者，就是要牺牲自己的人生，但照顾失能父母和养育儿女不同，无法预测何时会结束，光靠牺牲奉献硬撑，很可能会走投无路。过度忍耐、咬紧牙关照顾，一旦压力大到身心无法负荷，可能导致虐待、同归于尽的后果。法国电影《爱》、日本漫画《看护工向前冲》，类似的情节与悲剧，中外皆有。

比较能自在从容、关爱守护重病长辈的，是那些懂得自我调适、充实生活，善用社会资源的照顾者。同时照顾重度失智的父亲和婆婆的周贞利说，先生和娘家的兄弟们一起分摊聘请两位外籍看护和买营养品、尿布等花费；需要支持时，很快有亲友接手照顾，让她有机会去参加合唱团、偶尔和朋友喝下午茶喘息一下，照顾者唯有把心放轻松，才有能力去好好照顾生病长辈。

从老人家来看，他们也不是只需要有人协助生活起居就好，仍然渴望子女的关爱。有位朋友向作家蒋勋诉苦：“都已经帮爸爸请外籍看护了，为什么我下班后他还不停抱怨？”蒋勋告诉他：“你父亲需要的不是医师也不是看护，在他心灵荒凉的时刻，他需要的是你握握他的手、搂搂他的肩膀，跟他撒娇。”

爱，有时要忍住不出手

老老人长期卧床造成生活失能，常是因急重病，例如心肌梗死、跌倒骨折、中风造成肢体瘫痪，或者因原来疾病如高血压、糖尿病、肾脏病并发症而反复感染肺炎，这些重大疾患都可能让长者瘫病在床，即使疾病逐渐复原，也会因长时间躺卧，造成身体各器官系统机能衰退，心智也会变得迟钝。

不过，也有些老年人可能从躺着静养，逐渐失去活动力而卧床不起。比方，原本只是感冒，或者腰痛活动吃力卧床休养，躺了几天，腰腿肌肉就没了力量，一下床头晕目眩两条腿直发抖。

活动力差，有时会更懒得动，倘若这段时间照顾的家人认为吃饭、下床、刷牙洗脸等，一项一项生活小事都要协助老人慢慢来很麻烦，干脆让他躺着，帮他做好比较快且轻松，结果躺在床上时间愈来愈长，全身器官机能跟着节节败退，变成重度失能。

长期卧床会带来身体、心理许多并发症

● **肌肉松弛无力，关节僵硬，骨质疏松：**卧床不起，最明显受影响的是肌肉关节和骨头。老人家躺一天，脚的力气会减少约 2% ~ 5%，如果

躺上10天、半个月，就几乎无法下床了。研究指出，健康老人卧床10天，就少了1公斤的肌肉。关节几天不动就会开始僵硬、挛缩，骨质疏松变得脆弱，加上肌肉松垮无力，造成活动障碍，一翻身移动就痛，甚至可能发生照顾者稍微用力抱起老人时，造成骨头断裂的意外。

● **姿势性低血压：**长时间躺卧床上，会影响全身血液循环，血压调节能力降低，并且因为老化，在姿势改变时血压的调整反应比较慢，很容易从躺着到站起来时眼前一阵黑，也就是出现姿势性低血压而头晕的状况。

● **心肺功能变弱、吸入性肺炎：**长期卧床，呼吸道功能减退，无力咳痰，或者因老化、中风有吞咽和喉部反射比较不敏感等问题，易呛到或吞入食物进气管，造成吸入性肺炎。

● **腹胀、便秘：**躺卧少活动，胃液分泌减少及胃排空时间缓慢，导致消化不良，肠道蠕动变慢，引起胀气、便秘，粪便硬如一颗颗石头塞住肠道等问题。

● **泌尿道感染、结石：**尿液排泄不顺畅，容易引起泌尿道发炎、结石。

● **皮肤干燥、褥疮：**皮肤干燥皲裂，采取卧姿受压迫的皮肤容易组织缺氧及缺血而发红、破皮溃疡变成褥疮。

● **精神孤单、依赖：**长期卧床关在家里，生活空间受局限，缺乏与人互动、四季变化、物换星移的刺激，心智容易变得迟钝，嗜睡，或者心理上觉得自己没有用、变成家人负担，依赖性增加等。

从床上就开始复健，卧床病人有九成可坐椅子

要预防或降低老人因为疾病、跌倒演变成长期卧床、四肢僵硬、关节挛缩的后果，应该努力想办法帮助长者尽早在卧床时就开始做康复运动，协助坐起来、下床、坐轮椅、行走，恢复日常生活。

家人要和医师、护理师、物理治疗师等医疗团队讨论，怎样帮助老人家开始活动。譬如肺炎，发烧虚弱时应卧床，若症状改善，可以依体力坐在床上或坐轮椅活动；人工髋关节手术后，视长者体能状况需使用助行器或拐杖辅助行走2～3个月，方能正常走路；即便是中风都可以在医护人员指示下，为病人做床上肢体康复运动。重点是尽量协助老人家发挥尚有的功能，预防因为卧床不起带来更严重失能。

日本的研究指出，若能做好居家照护与恢复性活动，长期卧床老人中，有90%可以坐在椅子上，30%应该可以恢复步行能力。

如果是昏迷重瘫病人，每两小时翻身一次，预防褥疮；请物理治疗师指导帮病人做四肢关节活动，包括大腿

实用指南

正确选手杖

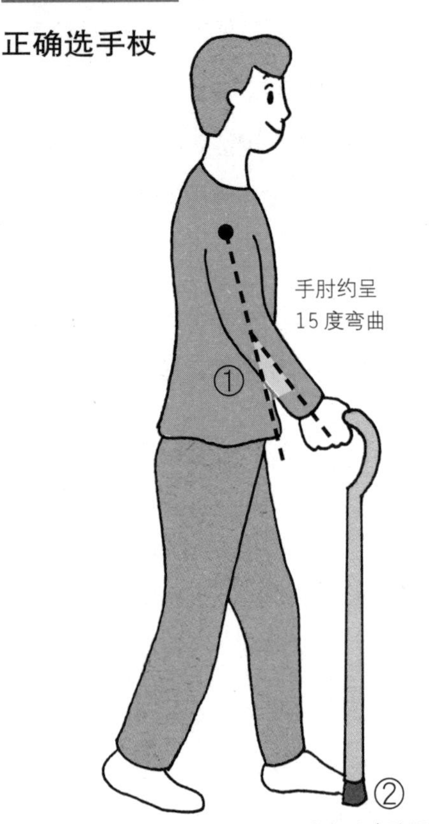

老人家如果有双腿无力、关节退化，或因为中风导致偏瘫，可利用手杖增加步行支撑面、提高稳定度并减少下肢的承重负荷，维护行走安全。

① 现在市面上手杖多可调整高度，以拿手杖那一手的手肘约呈15度弯曲为宜。

② 手杖底部应有防滑垫，抓地力比较好。平常要定期检查防滑垫有没有磨损、螺丝有无松脱，确保安全。

髋关节、膝、踝关节、手臂肩、肘关节，以及腕部和手指关节运动等一整套的关节被动运动。

不管长辈是昏迷、意识不清或清醒，执行任何康复运动前都先跟老人家解释；可以先热敷关节，让筋骨肌肉软化比较容易活动，减轻疼痛；可以一边做活动一边解释正在做的肢体训练的目的，或者聊聊天帮助放松，注意长者体力状况，不要太过勉强，每天阶段式地增加训练量。

能坐着就不要躺着

一旦卧床长辈可以坐起来，尽量不要躺着，若可以锻炼到能坐到椅子上，生活质量立刻大不同。

● 坐起来，血液循环比躺着好，比较不会得褥疮，已经破皮受伤的皮肤，恢复得比较快。

如果要协助重度失能的长者坐起来，电动床是很好的工具，照顾者省力很多，可以向医院或医疗器材行租用或购买。

● 坐着吃饭，比较容易吞咽食物，减低呛到风险。

● 用坐姿如厕，大小便排出比较顺畅，也比较容易清洁。

● 重复起床、下床、坐下、站起来等动作，训练手臂、腰、大小腿的肌肉出力，关节弯曲伸展，可以增强肌肉骨关节力量，帮助行走。

● 躺在床上，眼睛只能对着苍白单调的天花板，坐起来，视野变得宽广，可以平视亲友的眼睛说话，心情会开朗许多。

● 若能坐轮椅活动，四处走看风景，就更有动机进一步练习站起来行走，进而照料自己的生活起居。

长辈能自理就不插手，发挥最大身体功能与提升生活质量。

日常生活功能（ADLs），像是用餐、排泄、清洁身体等，如果可以尽量让老人自己来，因为衣食住行是最基本生活功能，也可说是老人家守住生命尊严的底线。

● **自己吃饭**

昏迷或重度失能的老人，需要用鼻胃管灌食，得到营养。轻度或中度失能的老人，如果可以从口进食，尽量让他（她）自己动手，视情况选用辅助工具协助，例如针对手部功能不灵活的人进食用的筷子、汤匙、餐碗等。

卧床长辈用餐时，要抬高床头位置，尽可能采坐姿，桌面要放在腰胸中间适当高度的位置，方便长辈把食物送进嘴里。

均衡摄取米饭、肉鱼豆蛋奶类、蔬菜、水果、油脂等各类食物，如果有吞咽困难问题，可以把食物切成细块，分盘盛装，不要把所有饭菜混成糊烂一碗，看起来就让人食欲大减。可以利用鸡蛋、煮熟的马铃薯泥、绞肉、豆腐做成肉丸、蒸蛋，适当浓稠食物可帮助刺激唾液分泌，促进咀嚼和舌头移动帮助增进吞咽能力。

和家人同桌用餐是一件令老人家期待的事情，大家边吃饭边聊，分享

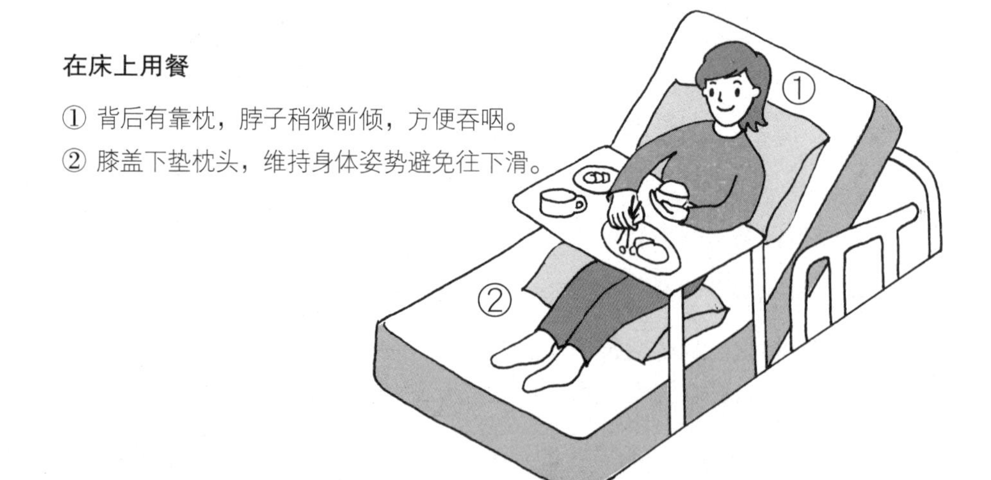

在床上用餐

① 背后有靠枕，脖子稍微前倾，方便吞咽。

② 膝盖下垫枕头，维持身体姿势避免往下滑。

生活大小事，帮长辈打气，可以促进食欲，也可以提振老人想要早日重返健康的意愿和行动力。

● 协助如厕

排泄是非常隐私且影响尊严的基本生理需求。失能老人家，如果可以在旁人协助下行走或坐着轮椅到厕所，就要尽量鼓励并协助去厕所解决。

如果无法走路，但可坐着，可以扶起身，使用便盆椅，注意维持通风，必要时围屏风或拉布帘保护隐私，如厕后赶快清理。

意识清醒但行动困难、无法下床还可以使用尿壶（男性）和便盆，如果是电动床，可以把床头摇高，采半坐姿帮助肚子出力解尿或解便。

如果大小便失禁就只好包上尿布，脏污了要立即更换和清洁，防止臭味和排泄物刺激皮肤，预防褥疮。

● 身体清洁

如果长辈可以在协助下走路或坐轮椅，尽量到浴室盥洗和清洁身体。

每天早晚到洗脸台前报到，既可规律活动身体，洗脸、刷牙、刮胡子，整理过仪容，整个人显得有精神，更有信心和意愿早日恢复生活自理能力。如果无法移动或行动困难，协助在床上洗脸刷牙，保持清洁。

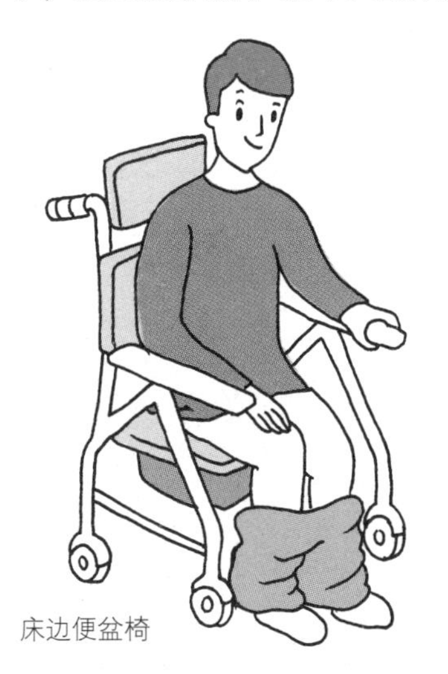
床边便盆椅

中重度失能老人要洗澡是大工程，最好在家里有比较多人手的时候，必要时申请家政服务员来帮忙，把洗澡水放好，洗澡椅子、沐浴用品、换洗衣裤、大浴巾等准备妥当，注意安全，让长辈自己清洗身体，做不到的再予以协助。

多拉回一分功能，生活质量就多改善一分

吃饭、如厕、身体清洁等都是生活功能恢复性活动，尽可能让老人家发挥他自己的能力，就算动作慢、做得慢慢吞吞，也应耐住性子不插手，但要注意安全，必要时做最少、最小限度的协助，不要让老人离开照顾者的视线。

有时候老人明明练习到可以自己来，但是心情不好、自暴自弃，或者嫌麻烦不愿做，要求他人协助，照顾者可以请老人家在乎的子女孙儿帮忙鼓励，或者暂时不处理，倘若照顾者忍不住出手，或图方便插手把老人家原本可以自理的生活技能做好，长辈可能会因此失去动机，习惯了，可能更依赖，越发容易往中度、重度失能路上走而回不了头。

褥疮怎么预防?

褥疮（又称压疮），指身体长期处于同一姿势，皮肤受到压迫，血液循环不好，造成组织受伤坏死。最开始的症状是受压迫部位皮肤发红、起水泡，接着溃疡湿烂，若有细菌感染会出现化脓，褥疮伤口愈大愈深，更严重甚至可能引发败血症，导致死亡。预防褥疮有以下方法：

预防褥疮的关键重点是，不要把身体重心集中同一部位太久。如果长辈可坐起来，尽量利用吃饭、上厕所、洗澡时改变姿势，白天或吃饭的时候，尽量坐在椅子或轮椅上，把握机会能坐长一点时间就坐着。

长期卧床病人，应该至少两个小时翻身一次或变换姿势，以左侧卧、右侧卧、平躺 3 种姿势轮替，翻完身，床单要拉紧拉平不要有皱折。

善用工具，例如气垫床、可以调整抬高床头和床尾的电动床、气圈或水球等，可以减轻皮肤承受到的压力；毛巾卷让病患握住，避免手指关节僵硬挛缩而变形；侧躺时，两只小腿中间夹枕头支托；容易受压和摩擦部位，翻身时候垫上小枕头。

每天擦澡或洗澡，并用干毛巾确实擦干身体水分，保持皮肤干爽。

每天利用洗澡、更衣、换尿布或翻身的机会，检查被照顾者的皮肤，尤其是骨头突出，容易发生褥疮（压疮）的部位。

如果皮肤出现发红、破皮等疑似压疮的症状，应减少患处受压时间，尽快寻求医师或护理人员的协助。

长期卧床容易发生褥疮部位

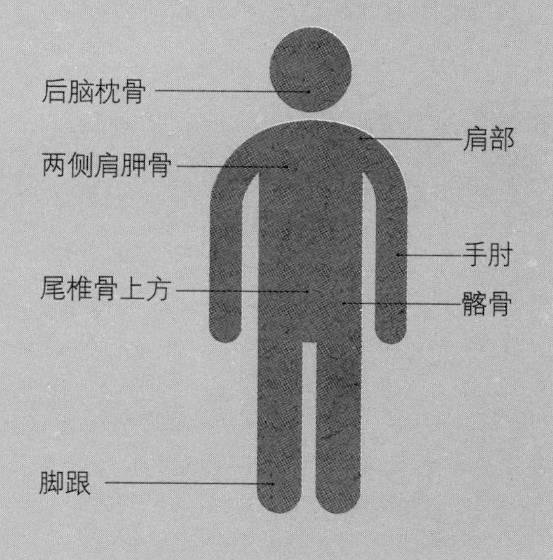

卧床正确摆位

仰卧

① 头部必须用枕头支撑，保持颈部可以稍微向前弯曲，胸膛挺直。
② 可以用枕头卡住大腿外侧，预防髋关节外转。
③ 脚跟笔直向上防垂足。

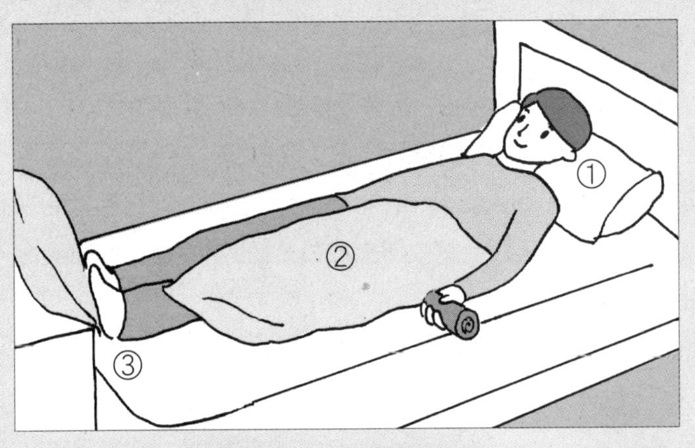

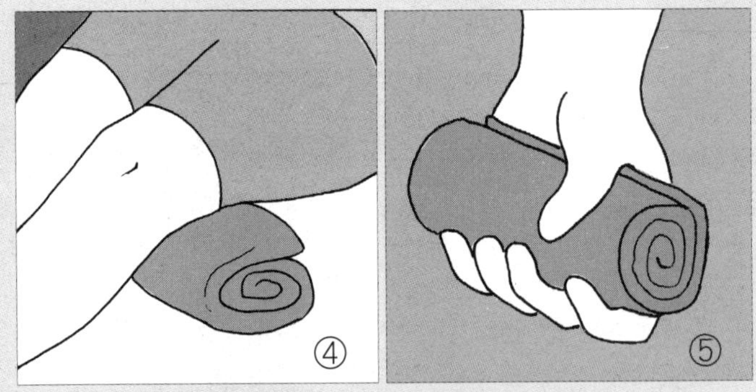

④ 膝盖下方放毛巾卷，预防膝关节过度伸直。
⑤ 手握毛巾卷或弹性绷带卷，避免手指往掌心蜷缩僵硬。

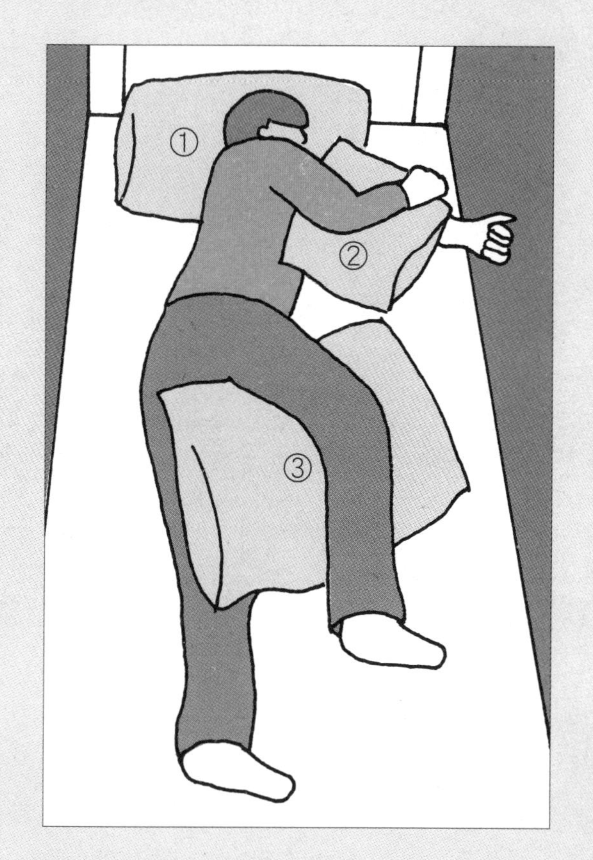

侧卧

① 头部支撑要比胸部高一点，脖子稍微向前弯曲。
② 下方的手臂往前拉，与身体保持约 90 度，
避免整个身体直接压在肩部，两手中间夹一个枕头，
让上面那只手轻松放置枕头上。
③ 两腿摆出跨步姿势，上方那条腿在前，保持舒适的弯曲姿势，
并以枕头支撑；下方腿在后，伸直，膝盖稍微弯曲。

帮助翻身正确姿势

翻身——从仰卧到左侧卧

① 照顾者先到病人身体右侧。
② 双手伸进病人腰臀下方，把下半身往床右边挪移。
③ 再一手托住病人颈部另一手抱住病人左肩膀，上半身往右挪移。

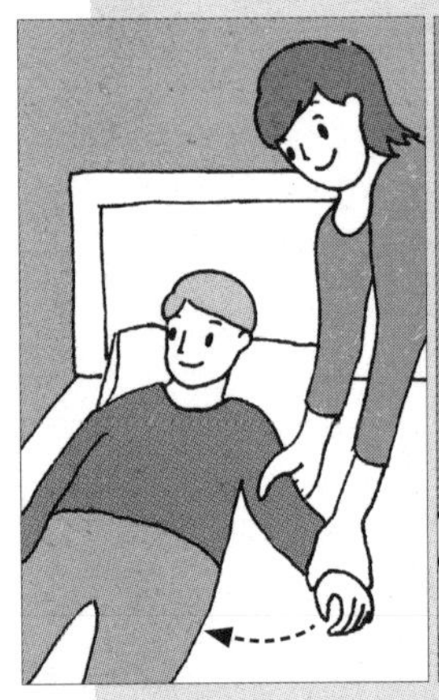
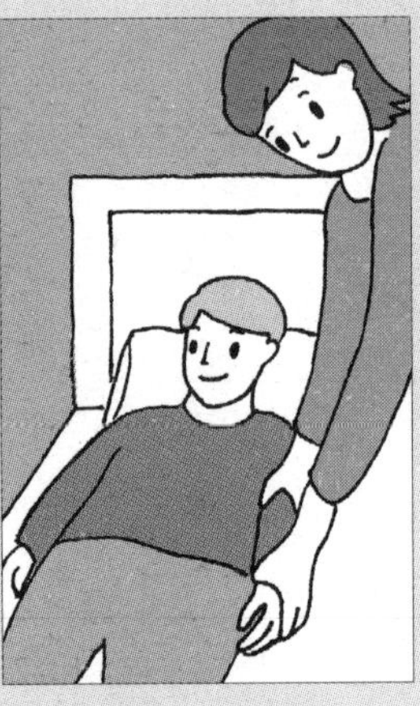
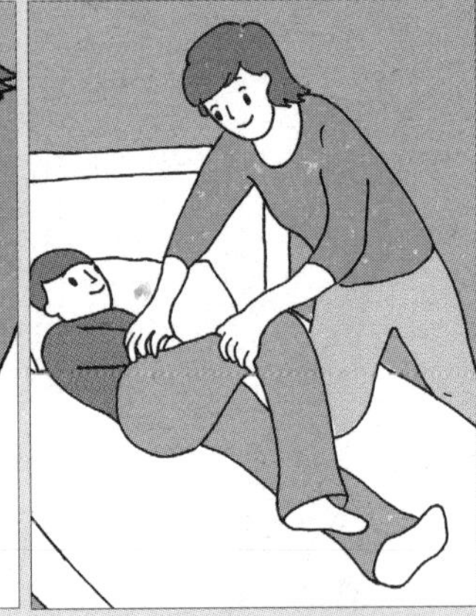
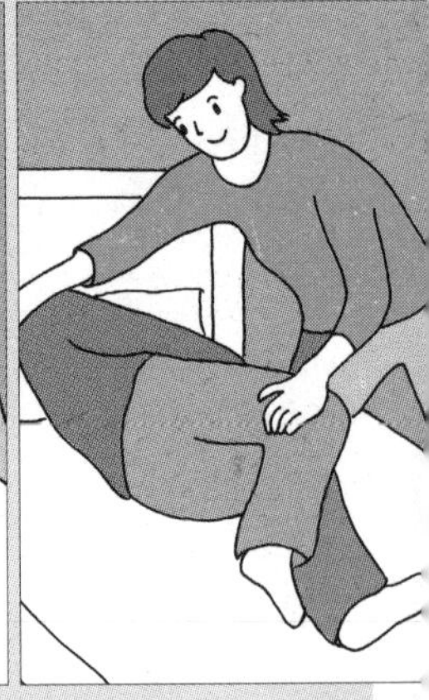

① 照顾者回到病人左侧，
将病人左手臂收往身体侧边。

② 右手往肚子收，右腿跨在左腿上。
③ 将病人的头部抬离床面，
朝向左转，照顾者一手扶握病人右肩膀，
一手托住右大腿，从平躺翻成左侧卧。
④ 侧卧正确摆位，见前页。

说明

每 2 小时翻身一次，可采平躺→右侧卧→平躺→左侧卧 3 种卧姿轮替。

协助从床上起身

① 协助老人侧翻至要起身的一侧（通常是比较无力的那侧），并尽量让老人家靠近床边，膝关节要保持弯曲。

② 一只手环绕在老人家靠床侧的肩膀，另一只手放在骨盆或膝盖处，并让老人家把手搭在自己肩上。

③ 起身时，抱肩膀的手往上将老人家抱起，另一手轻按住骨盆或膝盖处，在起身的同时，一边将老人家的脚慢慢放下床边。

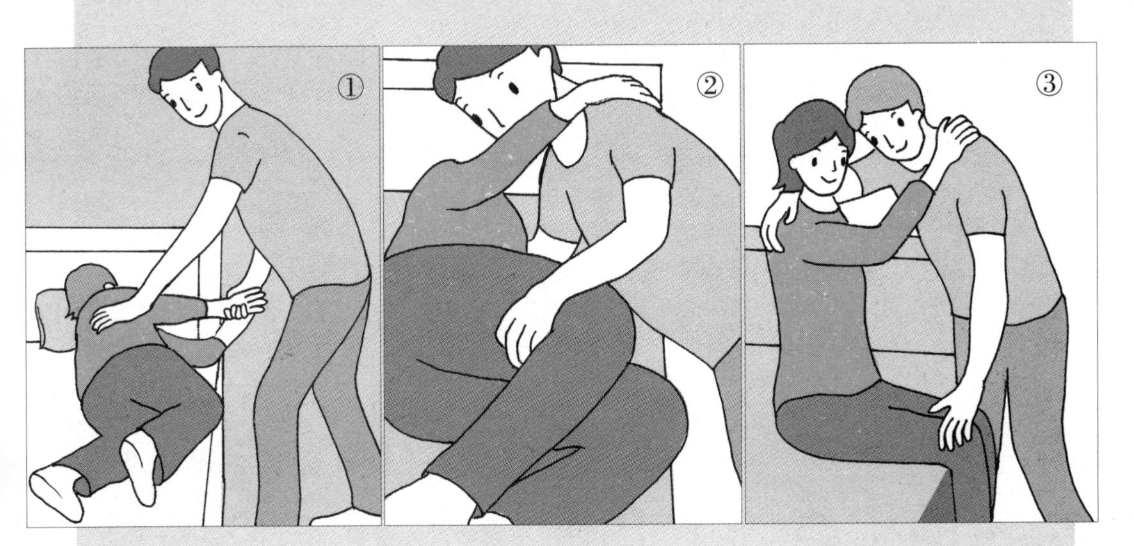

协助从床上移位

转位移到椅子上

① 起身时，先把老人家的脚跟移到膝盖后方，让膝盖弯曲约小于 90 度，并确认两个脚掌重量平均踏在地面上，以减少站起来所需的力气。将椅子放在身体较有力气的一侧。

② 让老人家双手搭在自己肩膀上，抓住老人家的裤头（或腰带），带着他（她）微微向前倾，慢慢站起。

③ 起身后扶着老人家的裤头，带着老人家转身背向椅子后，再慢慢坐下。

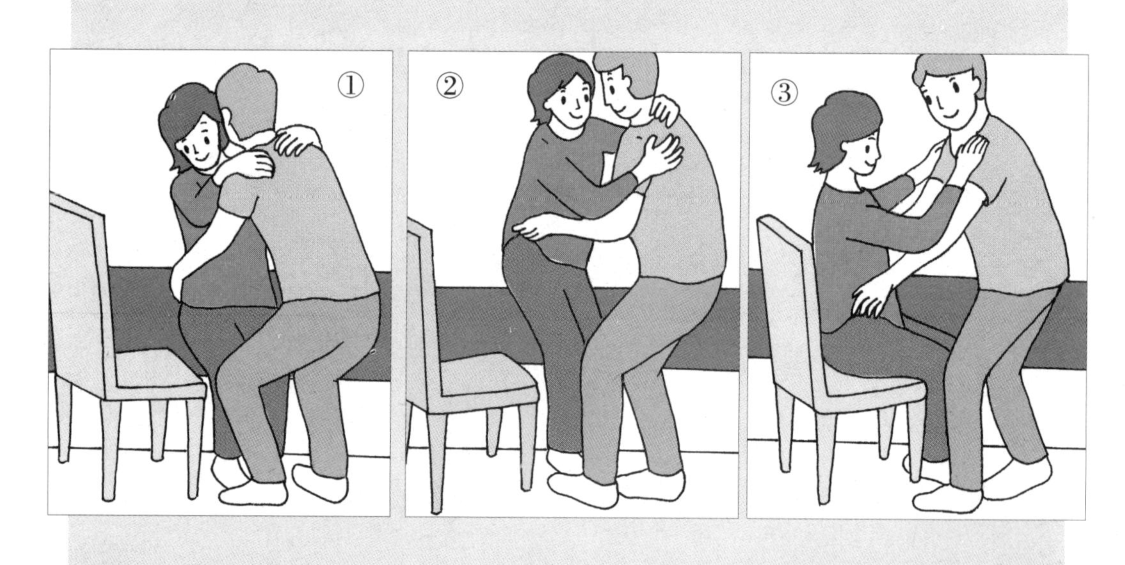

协助上下楼梯

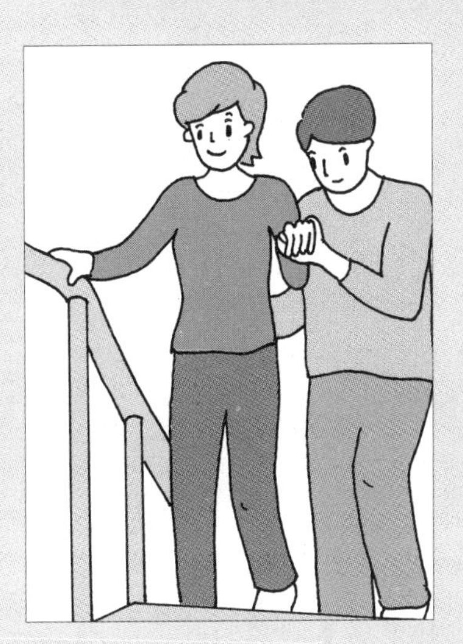

上楼梯

① 一手扶在老人家的腰部或裤头处，
另一手牵住老人家的手。

② 上楼时，一律是较有力的脚先往上跨一格，
再将能力差的脚放上楼梯另一脚才往上。

说明

自己的手心向上，让长辈手心向下，减少施力。

扶老人家上楼梯原则：上楼梯，好脚先上

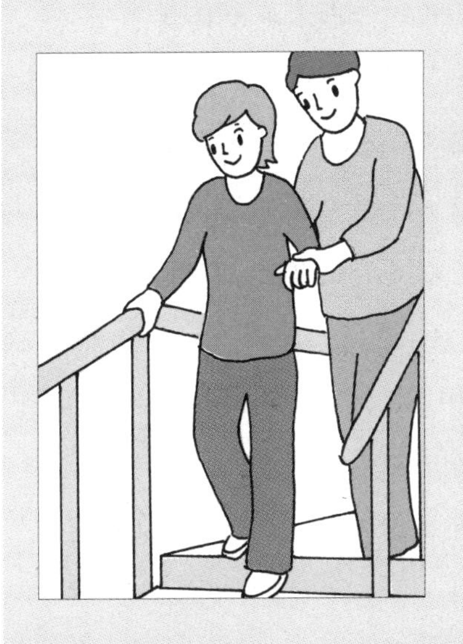

下楼梯

① 维持与上楼同样的姿势，
同时身体稍向老人家转约 30 度，
以随时在老人家不慎跌下时，快速搀扶。

② 下楼时，则是先以无力的脚往下跨一格阶梯，
再将能力较好的脚往下走。

说明

若老人家还可以自己走，陪在旁边的时候，
可以总是比老人家站低一格阶梯，
万一老人家不稳前倾时，可以及时搀扶。

扶老人家下楼梯原则：下楼梯，坏脚先下

周贞利的故事

成功照顾重度失智的父亲和婆婆

台湾地区估计现有13万名失智症患者，照护工作辛苦艰难，屡屡传出配偶或儿女身心俱疲，失控杀害病人然后自残的人伦悲剧。台湾失智症协会家属联谊会会长周贞利照顾失智父亲8年，照顾失智婆婆超过10年。担子这么重，却还能以感恩的心在2013年由台湾主办的国际失智症研讨会上，以家属角色分享照顾失智症的经验。她是怎么做到的？

周贞利的先生有6个兄弟姊妹，但婆婆已经和他们夫妻同住30年，周贞利在接触失智症相关信息后回想，婆婆早在十多年前即出现失智征兆，经常觉得有人要害她。关着房门拿着电视遥控器猛按一直转台，焦虑、失眠，抱怨人生没意义，一度还想跳楼轻生，还常常发生恐慌，喘不过气，半夜要求到大医院看急诊，医师诊断她得了焦虑症，服药后才好转。

几年前，婆婆出现被害妄想，跟儿子抱怨媳妇三餐都不做，害她整天没饭吃，孙女放学回来看到奶奶吵说整天饿肚子，信以为真说奶奶好可怜；有客人来，离开之后她会说，刚刚那人拿走我一件衣服，或者怀疑首饰被偷走了；越来越不会打理个人卫生。

原本子女还不太能接受母亲有失智，周贞利和先生出国一星期，由大姑照顾，果然婆婆不刷牙、不肯洗澡还坚持说洗过了；周贞利动腰部手术须休养，婆婆住到二嫂家，跟别人告状说二嫂偷衣服，但其实衣服就晾在阳台上，看到这些事情，大家才相信婆婆得了失智症，开始治疗。

十多年过去，周贞利说，原本个性威严的婆婆，如今已退化到没有什么意识，时光卡在过年，能说的话只有问“今天过年吗？”但身体功能还不错，97 岁还可以拿助行器自己行动，上桌吃饭。

爸爸的人生倒带到少年期，拼命用铁刷洗脸上的老人斑

爸爸原是小学老师，个性温和，退休前几年突然变得猜忌、暴躁；原本对快 90 岁的奶奶百依百顺，有一阵子却讲话口气很凶，指责连连，家人不明白是怎么回事；接着骑摩托车拿塑料瓶去资源回收站，明明很近却常常迷路很久才回家；开车超速违规频频收到罚单；橡木桶放满水让他泡澡，但进浴室半天，出来衣服没有换，洗澡水动也没动。原来，他连洗澡是什么都忘记了。

周贞利的兄弟姊妹共 5 人，只有她住在台湾，每次有事就去台南处理。妈妈起初也不了解爸爸是生病，发生很多冲突。直到有一天，爸爸红着眼睛对周贞利说：“出门遇到好几个人叫我周老师，叫得好亲，可是我不知道他们是谁、叫什么名字？”到医院确诊已经接近中度失智。她决定接爸妈到台北同住。

真正贴身 24 小时照顾失智症老父，周贞利才知道妈妈为什么痛苦，忧郁到要去看医生。

爸爸大便在裤子上，他知道不对，像只惊惶失措的小兔子，急着去衣柜找衣服擦，弄得整柜衣物都沾到大便；每到黄昏就混乱起来，一定要封窗户，用胶布粘贴窗框，用报纸、广告纸贴满玻璃，再用一百多个晒

衣夹，夹满窗帘布；人生退化到以为自己是十几岁青春少年，走进电梯看到镜子里的自己，以为是别的老人猛鞠躬打招呼；洗脸刷牙时照镜子喃喃念道：“我哪会变这款？面上黑黑一块一块，一条一条线……”无法忍受脸上身上有老人斑，拿铁刷去刷，刷到毛囊发炎，家人只好把镜子藏起来，用背后退方式进电梯。

前几个月照顾爸爸每天都像打仗，周贞利又累又心痛，晚上爸爸入睡后，都哭着上床，先生看了不忍，劝她：“兄弟姊妹里只有你可以亲自照顾爸妈，不必像其他人只能透过越洋电话关心干着急，应该要觉得很幸福，要珍惜。”

这一“转念”，周贞利想通了。照顾者唯有把心放轻松，才不会卷进失智症黑洞，才有能力去照顾其他人。周贞利很感恩，为了同时照顾父亲和婆婆，她和爸妈住在同一栋大楼的不同楼层，雇用两位外籍看护，买营养品、尿布等各种开支，幸亏爸爸有退休金，先生和娘家的手足们肯一起分摊费用；需要支持时，很快有人回台湾接手照顾，让她有机会喘息放松，“照顾失智家人，绝不是一个人可以办到的。”周贞利说。

长期担任两位失智老人的主要照顾者，周贞利磨出一些照护心得与技巧：

● 一旦怀疑长辈可能得失智症，尽快就医，全家都要认识失智症

周贞利和姐姐、妹妹虽然都读护理，却是父亲在确定诊断后，才开始了解什么是失智症。再细细回想父亲十多年前个性行为发生改变，才觉悟那些是轻度失智症状，等到确诊，已经接近中度失智。因此，周贞利愿意站出来倡导社会大众认识和学习如何照顾失智症。

父亲得了失智症，周贞利全家通过各种方式如医师、网络、书籍、失智症相关协会基金会收集相关资料，住在德国的二姐、妹妹专程去当地失智症赡养院学习照顾技巧回来分享，提供最适合父亲和婆婆的照护。

● 药物不一定对每个人有疗效，饮食、运动、怀旧治疗多管齐下

开始治疗时，周贞利的父亲实在不喜欢到医院，她就拿妈妈要看心理科，必须要伴侣提供相关说明为由诱导爸爸去就诊，再将事先整理好的父亲症状交给医师，有经验的医生就知道如何接手引导父亲做相关检查。但周贞利的父亲在用药物治疗后发现，副作用太大，会出现恶心、呕吐、食欲变差、腹泻、全身抽痛，一个月瘦5公斤，还曾因此住院两次，靠静脉注射把药物代谢出来。

周贞利从饮食、运动、怀旧治疗来照顾父亲，延缓病程进展。刚开始父亲还能自己吃，她就做父亲喜欢吃的菜系，同桌吃饭，后来进入重度失智需人喂食，但用食物调理机把爸爸要吃的每道菜磨成泥，用心做到色香味俱全，例如地瓜叶加油葱或花生粉调味，饭是燕麦加米熬成稠粥。味道好，爸爸嘴巴张得快，吃得好。若碰到他不喜欢的食物，就用哄的或用其他食物，比如拿一块菠萝给他闻，等老爸嘴巴张开赶快喂下去。

爸爸是小学老师和足球教练，看到足球就会自然踢玩起来，他很喜欢清扫落叶，周贞利就陪他打扫，“扫完后我们收集装进大袋子里，趁他不注意再偷偷撒回地上去继续扫，这样有运动，也得到一个愉快的下午。”

周贞利说，爸爸的记忆像被橡皮擦擦掉了。刚确诊失智两年，带他去冲绳旅游，他完全不知道搭乘的交通工具叫飞机，坐上去频频发出赞叹：“现在科学怎么这么发达！”两年前父亲突然中风，回家后周贞利和看护还是每天协助父亲下床走路，假日就用改装过的休旅车带着他坐轮椅去游山玩水。虽然卧床，白天还是保持每2～3小时在轮椅、床铺交换位置躺卧。吃饭时间到了，仍是坐轮椅上固定好和家人共餐。

失智症病人的大脑像毁损的计算机，程序支离破碎，却也有灵光乍现的时候，特别是对年轻时的记忆在脑子里铭刻较深。周贞利建议，照片是最好也最方便的怀旧工具，可以一边陪长辈看一边陈述照片里的人事时地物。她把家人的照片都放大贴在墙上，帮助失智的父亲熟悉家人的脸孔，即使父亲见到面仍然无法跟名字联结起来，但是至少不会当作是陌生人。

周贞利每天陪父亲做他喜欢、熟悉的事情。比方父亲喜欢画画写字，但随着病程进展，连算数学题目都用画的，逐渐地，利用现成的画作，让父亲临摹，拿广告单描里面的字体，再退化到涂鸦，最后手拿着笔只会对纸张发呆，连话也不会说了，几乎整天不出声。

但有一天外出，周贞利发现爸爸站在童装橱窗外对着娃娃模特儿说话，于是回家后准备一堆孩子玩的娃娃给他，“虽然我们都听不懂他说什么，但至少他会发出声音跟娃娃说话，而且说得很精彩呢！”

● 失智症异常行为，顺着他或转移他的注意力

至于失智症常常出现让照顾者抓狂的言语或行为，周贞利说，纠正、责骂、制止往往徒增病人反抗，甚至出现暴力行为，用接受、不争辩态度，在不发生危险的行为上顺着他的毛梳，陪伴他做或者转移注意力，是比较好的方法。

比方，时不时地，爸爸会吵着要打电话给小弟，家人就拿起电话拨号，讲给他看，让他看到我们做了，他过一会儿就忘了。失智病人常有的“日落症候群”，周爸爸在中度失智时期，每天黄昏就急着要封窗户，拿胶布贴窗框，再用晒衣夹密密夹住窗帘布，“妈妈本来骂他、反对他，看着我陪他做之后，爸爸很高兴，情绪很稳定，她也开始帮忙做我们认为无意义，但可以带给他快乐的事。”

又好比，有段时间爸爸很喜欢粉色系的衣服，还把妈妈的长裙拿来当纱笼穿，孙子孙女还跟外公说：“Opa（德语，老爷爷），你今天漂亮噢！”跟洋娃娃做好朋友的时期，连扫落叶都要抱着洋娃娃，只要他喜欢，统统让他玩。

● 无论病得再重，都要顾及长辈尊严

两位失智老人都曾有过大小便在裤子上弄得一身，甚至马桶、浴室、衣柜到处都是的状况。婆婆看到周贞利或看护在清理，还会说：“不是我，我今天都没去大号，是刚刚那个女孩子弄成这样。”这时要镇定地清理环境，连哄带骗帮老人家清洁，关心地问：“是不是肚子不舒服？要是有，要告诉我噢。”

虽然失智症病人的生活功能会逐渐退化，“但即使病得再重，都要顾及长辈的尊严。”周贞利说，许多家属认为照顾失智症长辈最难处理的就是洗澡、更衣，其实，往往是没有顾到他们身体隐私，长辈觉得丢脸而不愿意配合。“爸爸卧床了，看护为他换裤子、尿布时，还会下意识抓衣服下摆遮掩。”照顾者随时要记得保护长辈的尊严。

● 把外籍看护工当成家人，教会所有照顾细节

长期卧床失能病人照顾的细节多如牛毛，照护质量好不好，褥疮是最具代表性的指标，因为牵涉到病人的营养、免疫系统、循环功能、有没有勤翻身的一连串交错的复杂因素。周贞利最近和一群朋友聚会，提到家里有长期卧床长辈，竟然 5 个里有 4 个有褥疮，唯一皮肤完好的失能长者，是她的父亲。

“虽然有看护，但照护质量家人要负责。”她举自身经验说，两老生病多年，如果换了新的外籍看护，第一个月她 24 小时带在身边教会怎么照顾，例如口腔清洁，周贞利要求每次用海绵棒、开水清洁口腔，换水

数次直到把爸爸嘴巴清洁干净为止；每天洗完澡，脚趾缝要用卫生纸吸干水分，然后用吹风机吹干，避免长霉菌；为保护Opa的尊严，洗阴部必须戴手套，先用湿毛巾再用干毛巾擦，确定干爽后才包上尿布，每次换尿片必须做一次阴部清洁护理。

父亲卧床后，为方便照护工作，周贞利购置电动病床、减压床垫，持续维持24小时，每2小时为父亲翻身一次，避免造成褥疮。每天三餐固定时间，把父亲搬到轮椅喂食，定时定量，调配适当膳食；固定时间让他坐在马桶轮椅帮助排便，父亲直到最后阶段始终维持每天坐马桶排便的习惯。

时候到了，在家安宁，感恩菩萨接引

几年前，周贞利的父亲曾突然休克，送去急诊住院，那时她惊觉到姐弟妹对父亲的急救处置没有共识，万一医生要做任何救治处理，她一个人没有办法取舍。讨论后，全家的共识是“在家安宁”。已进入重度失智、卧床两年多的父亲，没有接受任何医疗处置或服用药物，“爸爸开始卧床后出现痰多的现象，我们就买喷雾器，平时维持早晚喷雾吸入，吸完拍背，把痰排出来，痰多时就增加喷雾吸入和拍痰的次数，维持肺部干净，降低得肺炎的机率。”

有时候，父亲同辈的年长亲戚来探视，有的会说：“你实在好用心，这么用心照顾父亲，把父亲照顾这么好。”有的则肯定又怜惜地说：“你把父亲照顾得这么好，他什么都不知道，只是让他多拖磨……”周贞利没有答案。

父亲重度失智到末期阶段，昏睡的时间愈来愈长，经常对在床畔说话的她没有反应。有时，周贞利会想：“如果时候到了，是因为菩萨心疼父亲，不要让他再受苦，我会用祝福的心，感恩菩萨接引。”有时，父亲会醒过来有反应，认出女儿，眼角流下泪水，周贞利也跟着止不住掉泪，告诉自己会继续努力下去，让父亲直到最后一刻都是受到有尊严的、舒适的照顾。

父亲在家人陪伴中清醒地含笑仙逝

2013年6月下旬，父亲出现大癫痫发作，周贞利知道最后一刻即将到来，至临终前父亲频频发生痉挛、抽筋、呼吸困难，这是失智加中风末期的症状，她随侍病榻密切照护，8月26日起，父亲开始拒绝进食、喝水，这期间姐姐、弟、妹陆续从国外返台，日夜24小时守在父亲身边(包括护理师和家人)，没有使用任何药物和医疗处置，就这样陪伴着父亲，尽力给予舒适的护理，直到他9月1日往生。

周贞利说：“虽然父亲生病这么多年，用这么长的时间让我们准备迎接这一刻，但是要选择只有陪伴没有医疗地等待往生，做这样的决定还是让我们很痛心，7天艰辛的过程，那种挣扎、煎熬……真是不堪回首。”“结果，我们没有后悔，父亲到最后竟然是清醒地含笑而逝！我们达成了父亲圆满大往生的任务。”

照顾者一定要有喘息空间

对每隔一段时间冒出的失智症家庭悲剧，周贞利不禁摇头叹息。她父亲在南部出现行为异常生活混乱时，母亲独自担负照顾压力，后来又无法接受老伴得失智症的事实，非常痛苦。“在爸爸看失智症的时候，妈妈同时去看忧郁症门诊。老人照顾老人真的很辛苦。”后来接父母北上照顾，周贞利安排妈妈去上卡拉OK班、和大姑参加宗教团体、随团四处旅游，或者安排妈妈到美国的妹妹家住一段时间，妈妈的心才安顿下来。

周贞利担负主要照顾者责任十多年，能欢喜甘愿照顾两个重症失智老人，她认为是因为自己很幸运，所有家人对她没有要求，只有支持、肯定、感谢、完全配合。还有外籍看护，还有妈妈、先生、姐姐和弟弟可以当支持部队，家人一句“辛苦了”，她就觉得很贴心。女儿小时候，看到奶奶解便沾污衣裤、马桶，会跑到厨房对正在做饭的周贞利抱怨嫌脏，现在已经会主动帮忙清洁处理，看到周贞利太累，还会帮她订机票、旅馆安排旅游，“我可以参加合唱团、读书会，和朋友喝咖啡，活得光彩，是因为有家人支持，一个失智长辈可以得到优质的照护，家族的凝聚力很重要。”

但仍有许多照顾者并不清楚有什么资源可用，独自承担重任，所以她愿意站出来担任失智症家属联谊会会长，四处分享照顾经验，帮助其他失智症家庭，提醒照顾者要适当喘息，参加失智症协会或相关团体的家属课程或支持团体，更呼吁政府，应正视失智症家庭照顾重担，提供更多资源。

詹鼎正的故事
百岁外婆照常跟我们享受美食

3岁的小男孩学着布袋戏手舞足蹈了起来，一不小心碰到了103岁的曾祖母，老人家不甘示弱地还击，祖孙俩你来我往地打闹着，玩得不亦乐乎……

像这样“跨世纪对打”的逗趣画面总会时不时地在台大医院老年医学部主任詹鼎正的家中上演。这位老人家是43岁詹鼎正的外婆，她虽然因为重听不太说话，中风后行动也不方便，但总是神采奕奕、逢人就笑，从来不曾乱发脾气，是詹鼎正心目中最可爱的老年医学的病人。

身为台湾少数拥有完整老年医学训练的医师，治疗老年人多年的詹鼎正最自豪的一件事就是，在他的照顾之下，外婆至今身体硬朗，四代同堂共享天伦之乐。

全科医疗，减少治疗的痛苦与风险

老年人身上常有许多慢性病，每天吃药几乎已成为银发族的例行公事，而吃药的多寡、饮食习惯与长者的健康也有着密切的关系，老年医学即是针对长者全体的健康与生活状况，提出整合性的医疗诊断。

有多重慢性病、每天服用多种药物原本也是詹鼎正外婆的生活写照。

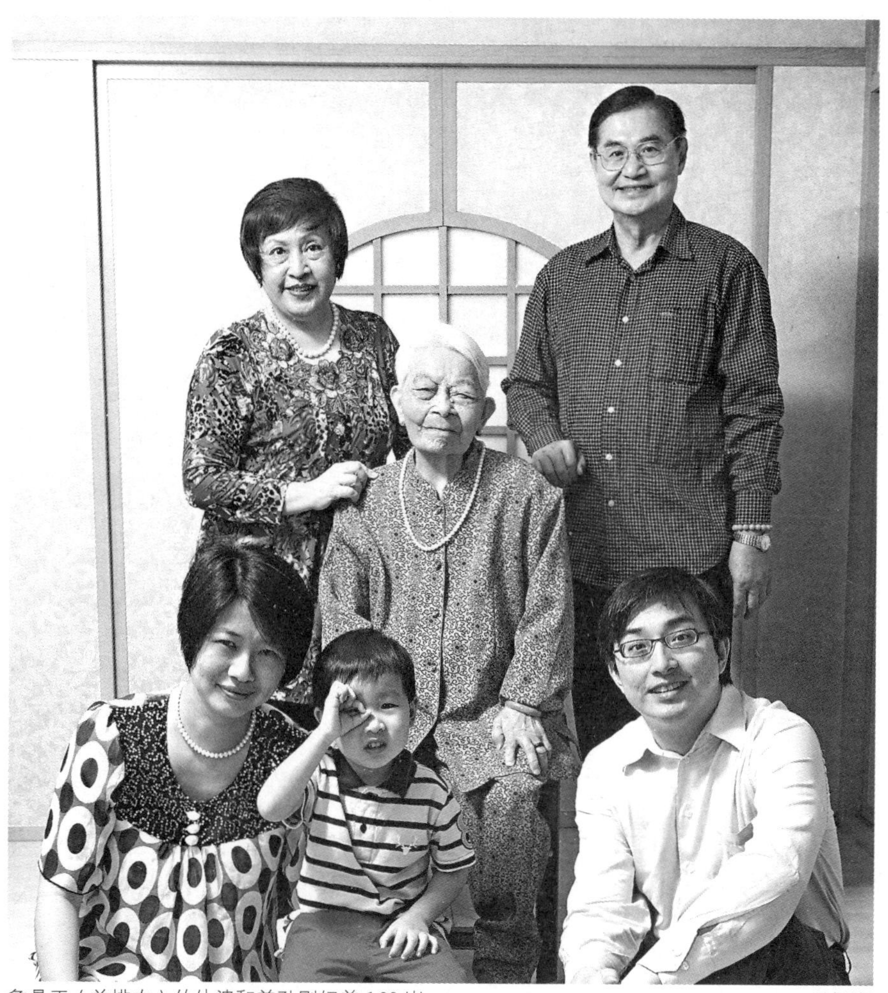

詹鼎正（前排右）的外婆和曾孙刚好差 100 岁　　周书羽摄

她十多年前就中风，患有糖尿病、甲状腺功能亢进、心衰竭等老化后逐一会出现的病症，原本需要看 3 个不同科的医师，光是心脏科的药就有 5 颗，加上血糖药、甲状腺药……一天要吃十几颗药。

詹鼎正 7 年前接手外婆的治疗后着手进行调整，让外婆吃的药逐渐减少，现在只吃胆固醇药、甲状腺药、利尿剂，而利尿剂在外婆的脚较肿时才服用，所以最少时甚至一天只要吃两颗药就够了。

詹鼎正说，“药吃得愈少愈好，用最少的药治疗最多的病”是老年医学的核心理念之一。

在减药的过程中，虽然外婆刚开始很不习惯，总是吵着说“药吃不够”，不过渐渐地外婆也发现就算药吃得少，身体状况也不差。因此，外婆虽然有着多种慢性病，称不上“非常健康”，但是依然活得自在又快乐。

“老年医学必须要兼顾患者未来生命与生活质量的平衡。”詹鼎正说，5 年前（2008 年）某天，妈妈发现外婆的大便有血，经过肛门指诊，他摸到一个 2 厘米左右的肿块，直觉可能是大肠癌，但是考虑当时外婆已经 98 岁，生命期望值可能只剩两三年，就算真的罹患大肠癌，肿瘤要恶化，甚至转移也需要至少五年或更久的时间。

因此，经过家族会议讨论后，家人同意不再做进一步的检查或治疗，毕竟大肠癌的治疗可能要照大肠镜、开刀、化疗……对老年人而言，不仅治疗时间长，而且风险可能更大。

詹鼎正说明，“看老人病患不是头痛医头、脚痛医脚”，因为治疗的是人，而不是一个一个的病，每位高龄患者的健康状况都有其独特性，医生治疗病患不能像计算机一样代入公式去判断，而应该将患者所有的问题合并思考后，做出最适合的诊断。

老年医学重视“全科医疗”的概念，所以詹鼎正不论在治疗外婆或任何一位病患时，都会将平均余命、健康状态、病人与家人对治疗的偏好、疾病与药物、药物与药物之间的交互作用都纳入考虑，提出量身制造的治疗计划。

虽然 2008 年决定不进一步治疗大肠癌，但为了避免外婆持续出血，詹鼎正决定停掉预防二次中风的抗凝血药——阿司匹林。虽然临床上中风和糖尿病的治疗都建议应该长期服用阿司匹林，但就外婆的情况来说，肠胃道的长期出血对于健康更有着不良的影响，因此还是决定停用阿司匹林。

外婆 2011 年再次中风，幸好及时送医，治疗后复原情况良好。

詹鼎正的想法是，“医疗是随时机而更动的”，即使停用阿司匹林，导致外婆中风机会增加，詹鼎正并不后悔当初的决定，因为当时预防肠胃道出血比预防中风更为重要与迫切，外婆中风后，阿司匹林加了回去，但是在情况好转后就不再服用。

在专业医疗照护之外，长者日常生活上的细节也必须随时注意，因为只要一轻忽就可能酿祸。外婆去年因为蜂窝性组织炎住院两次，肇因于中风之后的足部血液循环不佳，加上看护担心外婆受寒，总是帮她穿上袜子，若没有特别注意很难察觉，后来家人每天都会检查外婆的脚，避免相同情形再次发生。

良好生活习惯与乐观开朗也是关键

除了詹鼎正的专业照护、家人悉心的照料，外婆生活规律、注重卫生、乐观的人生态度，也是长寿的关键。

平日在家的外婆作息相当规律。她每天近午起床，坐在摇椅上看电视，三餐固定有主食、配菜、一碗汤和一盘水果，每餐饭后外婆都会自己花 5 ~ 10 分钟的时间仔细地清洗假牙，卫生习惯良好。

食欲、饮食情形与老年人的健康息息相关，因为食欲不错的长者，大部分都活得不错。

外婆全口都是假牙，无法吃太硬的食物，但是食欲依然很好，“一个老人家如果可以把菜吃光光，她就算是健康的。”詹鼎正说，虽然外婆行动不便，很少外出，但是偶尔参与家族聚餐时，她还是可以从第一道菜和大家一起吃到最后一道，虽然不一定都吃很多，但每道菜都会吃，并没有如别人想象的只能吃烂糊食物。

詹鼎正认为，其实一个老人家活得好不好，与疾病的多寡或生活功能是否良好，并没有绝对的关系，因为老年人的慢性病多半很难痊愈，但若治疗控制得当，健康状态与生活质量仍可以维持很好。

老年人保持乐观正向的生活态度，才会活得好，就像詹医师的外婆一样，无忧无虑、笑口常开，活过 100 岁并没有想象的那么难！（林芝安、张晓卉采访，黄惟伶整理）

3

第三章 | 善终

为父母预约一个美好尊严的善终

正视、面对、准备父母的离去

没有人想死。即使那些想上天堂的人，也不想搭乘死亡列车抵达那里。然而，死亡是我们共同的宿命，没有人能逃过这个宿命，死亡可能是生命独一无二最棒的发明，它是生命更替变化的媒介，它清除老一代的生命，为新一代开道。

——苹果公司共同创办人乔布斯（Steve Jobs）
2005 年斯坦福大学毕业典礼演讲

季节更迭，花开花落，生命亦是，我们爱的人、爱我们的人总有一天都会死亡，结束彼此这辈子的亲情缘分，但有没有准备，差别很大。

知名作家刘克襄年初发表的一篇文章《我可以平静地死去吗？》引发许多中年儿女的共鸣。

95 岁的奶奶，身体一向硬朗，皮肤保养良好，从未到医院看病。

大约从十年前，她的世界便是房间到客厅 10 米左右的距离。2012 年 5 月时，奶奶开始躺在自己的床上，不吃不喝。一个星期后，内人和我讨论再三，一个人到了生命尽头，若能已知身体的衰微，逐渐平和安详地离开，未尝不是件好事。

两个星期过去，奶奶仍处于昏睡，手脚逐渐发黑。到底要让她继续躺在床上，还是赶紧送到医院？家族里出现了痛苦的挣扎和争议。如果问老人家，相信这辈子从不吃西药的她，一定拒绝子孙送她就医。但让老人一直躺着，仿佛不闻不问，其他亲友将如何看待此事呢？随着时日的紧迫，家人为求心安，不得不按社会常情，把奶奶送到附近医院的重症监护室。

此后，我们在重症监护室所目睹的一连串必然情形，在奶奶的身上也上演了。不断抽血体检、插管打药等，以及接下来的聘用看护和医疗保险之类，家人焦头烂额地处理这些临时突发的种种陌生状况。

进入医院后，我们清楚看到，现今的医疗技术延续了奶奶的生命，也减轻晚辈照顾的压力。但奶奶显然是不快乐的，她反复趁护理师和看护不注意时，再三想拔管，直嚷着要回家。但医师基于救人职责，不可能贸然答应病患要求。这一拖延死亡，让家属陷入另一个更大的痛苦。完全没有医疗知识的我们，必须在救治与保护奶奶之间做一抉择。

或许，我们是幸运的。

奶奶住院时日不长，一个月后过世。等丧事办完，家人心情平息，方能再理性地讨论。我们深深感觉，关于死亡这门知识，以及良善的法律条文，台湾都明显地欠缺。当奶奶不吃不喝，或许她的身体已经预知了死亡的到来。95岁高龄的人当然无法讲明此事，我们却也无法看清，更害怕周遭亲友的责难。

可怜，奶奶在人生的最后关头，竟无法自在地面对命运，被迫前往了最不想去的地方。每个人都会面临生死，在台湾像我奶奶这样往生的情形，或者更糟状态的，一定不知凡几。相信在世的亲友，想必也有面对这样医疗照顾的打击，以及心灵煎熬。

经历奶奶过世前的辛苦，逼迫刘克襄思考："死亡学，一个愈来愈重要的人生必经之议题，我们过去却从未上这堂必修课，继续以缺乏人性的医疗诊断，以及过时的法律条文搪塞。这样还要持续多久？还要继续愚昧下去，一直到自己也如此走向生命的尽头？"

作家简媜的公公则是用另一种方式与妻子儿孙说再见。

2010年，原本身体健康硬朗的92岁公公因咳嗽不愈，就医检查是末期肺癌，简媜和先生决定告知老人家，当儿子缓缓说出"判决"，89岁的老母放声而哭，老父看着前方墙壁，表情肃然，不惊不惧不嗔不怨不悲不泣，仿佛听闻的是抗战时期报纸里的战事。接着，非常坚定地挥动右手，说："我不住院、不做切片、不治疗。"

"即刻起，'判决'是病历表上的事情，这个家因您能处变不惊，定调为'一切都没发生'。"简媜写道，除了电召在美国的大哥嫂嫂回来共享几周亲情外，公公依然晨起运动、听广播阅报、读书写字，饮食如常。

与癌症共处8个月期间，简媜为公婆选定了"爱的小屋（塔位）"，整理了公公的品格、夫妻、惜物等人生七讲；纪录公公的生命故事，当她问："回想这一生，您有没有觉得遗憾的地方？"

"没有，我充满感谢，没有遗憾。"公公毫不迟疑地回答。

公公身体因肺癌而剧咳多痰，曾因并发肺炎住院，出院后接受安宁居家照护，过世前一周住进安宁病房，临终时对儿子交代遗言："我有3点指示：要遵守姚家传统，走正道。要有信心，不要怕困难。要勤俭克己，帮助别人，做慈善公益的事。"最后在挚爱家人一一话别下离世。

追思礼拜后数日，简媜在梦里看到一口黑色旅行箱，公公由3位小女孩伴随，温温润润金黄色光晕围绕着，儿子问父亲何时到家？"十点多，11点。"简媜醒来回想："爸爸要去的必定是天堂，必是乐土。……在无边无际温暖金色光芒中，爸爸平安地与我们话别。”

1998年，有感于台湾地区多数民众以为安宁照顾是等死、推销灵骨塔、老人赡养等错误观念，“公益三剑客”张小燕、陶大伟以及孙越为安宁照顾基金会代言，告诉社会大众：“生命可以有尊严，临终可以有质量，癌症末期可以安宁。”引起广大回响。

20年后，基金会调查发现，在生死议题的讨论上，仍有许多长辈的态度是不想谈、坚持不谈；一般民众在与父母讨论部分，则是和父母不谈但可以从自己谈。孙越和张小燕、陶大伟再度连手化身“不听、不说、不看”的3只猴子，倡导“预立医疗自主计划（Advance Care Planning，ACP）”，推出《面对死亡，要听、要说、要看》公益影片，呼吁大家为死亡要做准备。

确实还有些老人家不愿意和儿女谈死亡，认为是触霉头大忌讳。

前政策顾问、两性与家庭咨询师黄越绥在十多年前就曾经公开倡导“为自己举行生前告别式”观念，她的作家好友曹又方也因罹患末期卵巢癌，为自己举行一场温馨热闹的新书发表会与生前告别式。当时，黄越绥曾旁敲侧击地跟父母亲提起此事，还自认幽默地说办生前告别式的最大好处是可以自己收奠仪，趁活着的时候把钱花光光，死后也不用再麻烦别人了。结果话一出口，黄越绥的父亲就露出不以为然的神情，沉默地把眼光移走；而一向开明又能接受新事物的母亲，居然缓缓地放下手中的工作，然后狠狠地瞪着她说：“你到底是无聊还是等不及要诅咒我和你爸爸早点死？”

跟父母谈死亡，没那么难

但也有愈来愈多老人家观念改变，想谈，就等人开启话题。

马偕医院社工师张嘉芳在担任安宁照顾基金会执行长时，经常到小区推广预立医疗自主计划，当她去到台西、云林、嘉义等乡下小镇的教会松年团契[1] 演讲，每每引起长辈热烈反应，老爷爷老奶奶握着她的手说:“这么好的东西，怎么没有人早点告诉我们。”

台大金山分院院长黄胜坚2012年刚上任时，受邀至小区健康讲座演讲，承办人员请他定题目，“讲‘善终’。”承办人大惊:“院长，不好吧，老人家呒爱听这啦！”黄胜坚也很爽快:“那改成‘五福临门’好了。”

那天现场来了近百位老人，“我还是讲DNR。”黄胜坚全程以亲切通俗的台语、几个故事，告诉金山当地老人家，事先思考，签“安宁缓和医疗意愿书”，自己生命最后一段路可以减少身体痛苦，儿女安心无憾，医疗团队在生命末期提供最好照顾，也能节省医疗资源来救更多生命，真正是“四赢”的局面。

演讲结束，老爷爷老奶奶簇拥到后面服务台，排起长长队伍，“我们以为人潮多是领纪念品那边，错了，都在要表格，当场有53位老人家签了DNR。”金山分院秘书刘嘉仁到现在讲起来，还是对老人家对DNR接受度那么高，惊叹不可思议。

那么，子女可以怎么启口？

“很害怕那一天（父母死亡），但又在心里演练过无数遍。”文化评论人平路在《读心之书》里讲到身为独生女的她照顾耄耋父母的心情。

与父母谈生论死，专家们建议在父母身体健康的时候讨论最好，可以充分了解彼此的想法与价值观。

跟着新闻事件、连续剧情节顺势谈论

打开电视经常看到各种意外、车祸、灾难造成重大伤亡新闻，闲聊时

① 团契，又称基督徒团契，即伙伴关系，源自《圣经》中“相交”一词，意思为相互交往和建立关系，指上帝与人之间的相交和基督徒之间的亲密关系。——编者注

不妨搭时事便车，问长辈：“生命真是无常，如果遇到这种情况，您会怎么办？”本土8点档、韩剧、日剧，也经常上演剧中人物得重病，家人没有告知，争夺遗产的肥皂情节，可以先拿自己开刀，举例说：“如果我是那个人，我会先整理自己有哪些保险，免得家人都不知道……”再慢慢引导父母谈出对死亡的想象、该有什么准备（交代医嘱、遗嘱、后事安排）等。

老伴、好友过世，也可能让父母想交代身后事

张嘉芳在一场ACP演讲中，一位李先生说，母亲过世后没多久，父亲就预言自己会在一年内死亡，慎重交代说要李先生照顾，并且要在家里咽下最后一口气。果然父亲没多久罹患重病卧床，李先生的兄弟认为照顾方便应让老人家睡楼下客厅，他坚持背父亲上5楼，照顾到最后。

又或者父母在谈及邻居好友重病离世的历程时，可以此为敲门砖，听听老人家想法。比如“林阿姨病情恶化时，他们一家人为了要不要急救，起了争执，妈妈您有什么看法？”

如果父母愿意谈论死亡，有哪些重点要讨论？

· 对于那件事情（意外死亡新闻、电影、亲友过世等），有什么看法？

· 如果可以选择，您认为哪种方法才是善终？

· 如果医生告诉您剩下的生命有限，会想如何度过最后的时光？完成什么心愿？

· 对于死亡，最关心的是什么？

· 当病重到无法表达时，您会希望医师能给足够的药物，减轻痛苦，即使这些药物会让人感到嗜睡？若无法由口进食和喝水，仍然希望可以用管子送到胃部喂食？

· 如果疾病恶化，面对死亡已是无法避免，您会？

• 无论治疗有没有效，您仍希望做延长生命的治疗吗，例如插管、呼吸器、洗肾？

• 如果延长生命的医疗对您并没有帮助，是否希望医生停止治疗，临终时不要施行心肺复苏术（CPR），最后在家属的陪伴下，自然地离开这个世界？

• 如果可能的话，希望最后往生的地点是在家里还是医疗院所？

• 如果病重无法表达时，希望由谁帮您做出最好的决定？

• 希望的葬仪方式，想要或不想要联络的亲戚朋友。

睿智老人家早就准备好了

其实，已有好些老人家比儿女想得更豁达，早早准备好自己人生最后大事。

作家黄春明今年 80 岁，希望将来自己的生命到尽头时，不要重蹈父亲的覆辙，全身插满管子。他洒脱直言，很不喜欢有人把路围起来办丧事，妨碍交通，吹吹打打、哭哭啼啼吵邻居，他将来绝不要这样。“把我的骨灰随便撒一撒就好。可以找儿童剧团演出，把我的照片放在演出场地小小的角落，让我看得到表演就好了。”

日本作家曾野绫子在《晚年的美学》中说，人并非突然变成老年和晚年的，是在历经漫长的岁月后，才抵达老境。若如此，在老境之前，人必须要先播种再谈收获。临死前，很自然地，由自己决定自己究竟要在何处生活，以及活在何种风景当中。老者怎样活得独立凛然，死时了无牵挂，曾野说自己的母亲为她做了最后的人生示范。

她母亲生前住在曾野与她夫婿三浦朱门夫妻房子的庭院里一间 6 块大榻榻米、附卫浴设备的房间。母亲在去世之前，就把所有的衣物都送人，只留下要女儿帮她转送别人的一件和服及两件毛衣，以及搭配和服穿的一双草履鞋。另外，曾野的母亲还希望捐出眼角膜，所以往生后，女儿联络医院立刻做了捐赠眼角膜的处置。

母亲往生后，除了把她身上穿的浴衣捐赠给浴衣改制尿布的机构，其余则都是丢了也无妨的旧东西，家人仅花了半天时间便将遗物整理妥当，“这是母亲体贴子女之举。”曾野认为，她有朋友为了清理婆婆留下的多达 1000 个袋子的遗物，花了半年的时间。

预立医疗自主计划，先准备好人生谢幕的样子

知名作家、前台大外文系教授齐邦媛在 89 岁、2009 年写完《巨流河》出版后，便将签好的“预立不施行心肺复苏术意愿书”装进牛皮纸袋，跟着她搬离老家，住进养生村，后来又搬去和儿子同住，牛皮纸袋总是放在家里最显眼位置。她对来探视的简媜说：“我跟医生讲，万一我被送来，请不要拦阻（急救）。我对死亡本身不怕，怕的是缠绵病榻，如果有自由意志……我祷告，能不能拥有上帝的仁慈，让我平安且流畅地离去。”

有次，简媜单刀直入问：“老师，您有没有想过最后的时刻？”

“我希望记得很多美好的事情，穿戴整齐，不要不成人样地要叫人收拾。希望最后有两个小天使来带我走，有薄薄的小翅膀……”齐邦媛还立刻起身到厨房冰箱取来有小翅膀的人偶磁铁给简媜看。

“不要哭哭啼啼？”

“不要哭哭啼啼，希望我死的时候，是个读书人的样子。”

简媜赞叹，当我们大大方方地谈论死亡，仿佛回收原本就属于自己的、最重要的生命证据，这是多么珍贵且难得的话题，“为了这，她事先备课，仍是一个老师。”

日本正流行“终活”，连怎么死都有笔记本

日本是全世界最长寿的国家，过去，民众对生死的态度和台湾人一样偏保守，家人之间不会主动谈生论死，但或许在高龄化压力下，积极规划临终事项竟成为全民运动，电影、临终笔记本，甚至连专门规划“终活”的网络公司都频繁出现且大受欢迎。

2009 年《周刊朝日》杂志开始连载临终前的准备事项专题，并定义“终活”就是尽可能地在生命结束时，保有自己的尊严，具体地规划人生的最终章。“终活”逐渐变成公开讨论，可以积极处理的热门话题。

2012 年，日本导演砂田麻美《多桑的待办事项》记录父亲砂田知昭在化学公司当业务员打拼超过 40 年，却在退休后没多久的例行健康检查发现末期胃癌，做惯计划的砂田先生列下临终前要做的 10 件事，包括：造访神父、陪孙女玩、投票给自民党以外的人、筹备告别式、与母亲一起家族旅行、跟亲友告别、受洗、第一次对老婆说我爱你……

女儿拿起摄影机，跟随父亲日渐虚弱的身影，完成一项一项终活笔记（原片名《Ending Note》）。

过世前，砂田先生不断对家人说着“对不起”、“谢谢你”、“我爱你”，真挚深情，触动观众泪腺崩发，口碑相传，这部片大卖两亿日元，打破日本纪录片票房纪录。

2013 年 3 月，70 岁的资深女演员树木希林以《我的母亲手记》中失智症母亲一角，夺下日本奥斯卡最佳女主角大奖。照日本奥斯卡奖惯例，影后要担任下届典礼主持人。接过奖座，她语出惊人：“糟了，我全身都是癌细胞，不确定明年可不可以来当主持人？”当时台上台下一阵静默。

“算了，明年的事，明年再想。”她自己化解了尴尬的气氛。树木希林到后台接受采访淡定表示，癌症已转移到全身各处。另有报道说，她已整理好家中物品，写好遗书并选好遗照。

像树木希林这样冷静迎接死亡，已在日本变成一种风气。善于规划，注重细节的日本人，连“后事”都有标准作业流程（SOP）且变成商机。

一个专门提供“终活”服务的网站写着，他们可以提供各式各样的规划协助，例如预拍“遗照”，或者先挑好最喜欢的生活照片，预先做好图像处理，存在他们的遗照银行。大型书店里，陈列各家出版社的“临终笔记本”，有非营利团体举办“终活研讨会”，出版终活手册（Ending notebook）销售超过10万本。

规划终活最大理由，“不想造成家人困扰”

一本名为《老前整理》的书占据销售排行榜热卖，作者坂冈洋子曾目睹许多老人家突然病倒、过世，因为生前没有任何交代，留给家人许多问题，提醒中壮年的读者思考，趁有体力、意识清楚时，整理身边的物品，留下最低限度的东西。书籍、相片、衣服到搜集品，分成留用、送人或丢弃，俨然是老人版的断舍离人生整理术。

怎么规划终活？终活笔记本内容大致包括：

●财务规划：逐笔记录重要财产，例如房屋、保险、存款等，预留丧葬费用。

●如果来到生命末期，要选择哪种治疗方式，保留“做为人最后的尊严”。

●死亡时想穿哪套衣服、鞋子，佩戴物品。

●往生后想通知的亲友姓名地址，以及不想通知的亲友姓名。

●葬仪仪式、规模、现场布置、选购墓地等。

有调查指出，已经有三到四成日本人开始考虑终活；撰写临终笔记本比例，女比男高，女性有77％进行某种程度的终活规划，比男性的65％多；投入终活的最大理由是“不想造成家人困扰”。

好好活，好好走，事先规划好自己人生最后一里路，显现了大和民族正面对待生命凋谢的态度。

认识预立医疗自主计划（ACP）与不施行心肺复苏术（CPR）

“球赛总会打到九局下半，人生也总会走到那一天。”今年 8 月上旬，叱咤球场多年的职棒义大犀牛队总教练徐生明，出席安宁照顾基金会记者会，签下“预立安宁缓和医疗暨维生医疗抉择意愿书”担任宣传大使。

人生无常。两周后，徐总结束赛事，在家中突发心因性休克猝然离世，享年 55 岁，全台湾的球迷震惊哀伤。

2004 年徐生明因常年痛风、高血压而引发肾衰竭，必须腹膜透析才能活命，后来弟弟换肾给他，他才摆脱尿毒症命运。

换肾重生，让他学会对生命谦卑，“尽管不想面对（病、死），还是可能会面对。”记者会上他说，在球场上，他对球员下达战术，“如果有一天我不健康了，谁来替我下达指令？”所以他预先跟妻儿下“指令”：“如果有一天我的生命走到最后时刻，请把我送去安置机构，不要影响你们的生活。”他也签好“预立安宁缓和医疗暨维生医疗抉择意愿书”，表明如果将来病情不乐观，不要强留，清楚交代未来医疗选择和想法，“希望他们要助我成功。”徐总一面讲，一面深情望着始终默默照顾陪伴他的妻子，讲到哽咽了，太太谢荣瑶在台下跟着拭泪。

没想到徐总的人生那么快画上句点，谢荣瑶说：“如果我让他变成植物人，他一定会恨我一辈子，我知道这绝对不是他要的，所以我们才一起签了安宁缓和意愿书……”

什么是预立医疗自主计划（ACP）？

预立医疗自主计划（ACP，Advance Care Planning），是在健康或患有重病时，为自己一旦生命已到末期，个人所做的医疗选择。

马偕医院社工师张嘉芳指出，预立医疗自主计划是提醒每个人，无论是健康、有慢性病，或重病的患者，在来得及的时候，预先思考：“如果有一天，我意识不清，无法为自己做决定的时候；对于末期医疗照顾的内容，我期待接受什么样的照顾？不希望接受的，又是什么样的照顾内容？”并且沟通清楚，期待由谁来为自己做决定，且签署指定“医疗委任代理人”，以便在必要的时候，能代替并确保自主意愿仍能受到保障，最大的好处是，减少家人在不了解病人期待与意愿下，彷徨无措或意见相左，背负过大的社会与心理的压力为病人做决定。

86岁的洪奶奶，独居在三芝双连赡养中心，早在“安宁缓和条例”还没有立法前，她和先生就随身带着一张亲笔字条：“万一治疗没效果，我不接受任何急救。”后来先生在安宁病房往生，洪奶奶签下“预立安宁缓和医疗暨维生医疗抉择意愿书”，并殷殷叮嘱儿女，若面临无效急救的情境，要让她安心离去，与已逝的先生一同树葬。遵从父母意愿，就是孝顺。

每个超过20岁、具有行为能力的人，可进行预立医疗自主计划，特别是老人家、末期病人或从事高危险职业与活动的民众，可以在健康的时候填写，ACP的项目包括：

- **急救意愿表达：**要不要接受心肺复苏术。
- **维生医疗抉择：**要不要使用医疗设备维生，如呼吸器、血液透析

(洗肾)、叶克膜等。

● **人工营养：**静脉点滴或鼻胃管灌食。

● **照护场所：**想在家里还是医院接受照顾、愿不愿住加护病房。

● **舒适疗护：**是否使用抗生素、疼痛控制、早期接受安宁疗护等。

● **预立医疗委任代理人：**选一位代理人，当自己严重伤病无法表达意愿时，由他代为表达意愿。

"现在的医疗科技常是延长'死亡'，而非延长'生命'。ACP是在自己清醒的时候，思考将来重病时的医疗处置，这是给自己也给家人最好的礼物。"花莲慈济医院心莲病房主任王英伟说。

预立医疗自主计划意愿书的格式，详细的步骤与说明，可参考王英伟医师撰写、安宁照顾基金会出版的《预立医疗自主计划手册》。

如果想做"预立医疗自主计划(ACP)"，该签署哪些文件?

现行"安宁医疗缓和条例"，并没有ACP的文件，填写之后是由当事人保存，或者在自己委任的代理人那里多保留一份，建议要告知亲人并放在家中明显地方，万一失去意识，无法表达自己意愿时，当救护员到达时能清楚您的意愿，在转送至医疗院所时带着意愿书。

最新版"预立安宁缓和医疗暨维生医疗抉择意愿书"可以直接勾选在遭遇末期疾病的医疗处置，获得法律保障。

安宁缓和医疗意愿书/同意书

现在台湾，为求快速简易了解，将"安宁缓和医疗条例"里面的意愿书/同意书，都以DNR统称。实际上，各有其对象和使用时机。

每一个人（包括健康或生病的人）都可以自己填写下面两份文件：

1. 预立安宁缓和医疗暨维生医疗抉择意愿书

当遭遇生命末期或生命征象消失，表达要不要施以气管内插管、体外心脏按压、心脏电击、急救药物、人工呼吸等标准急救程序。希望减轻或免除末期病人的生理、心理及灵性痛苦，施予缓解性、支持性之医疗照护，增进生活和生命质量。

做法：一式两份，必须本人亲笔填写，并找两位见证人签署，可以交由医疗机构扫描上传到卫生福利部，或将正本寄到卫生福利部（10341 台北市大同区塔城街 36 号，电话 02-85906666），或台湾安宁照顾协会（25160 新北市淡水区民生路 45 号，电话 02-28081585）即可申请办理健保 IC 卡加注事宜。

2. 医疗委任代理人委任书

在生命垂危自己无法表达意愿时，以这位代理人的意见为意见，由代理人签署 DNR。如果没有指定代理人，则依民法规定的亲属为优先级：配偶、成人直系血亲亲属（子女）、父母、兄弟姊妹、祖父母、曾祖父母等。

委任书签好，可以自行保存或存在医疗机构，但最好多填写一份由被委任的代理人保存。

另一个需本人签署或同意的是“撤回预立安宁缓和医疗暨维生医疗抉择意愿声明书”。

3. 撤回预立安宁缓和医疗暨维生医疗抉择意愿声明书

许多研究指出，人们选择维生医疗的意愿会随时间、个人健康状况和环境因素改变。例如原本健康突然生病住院、病情恶化、至亲好友死亡等状况，都可能让当事者改变决定。如果已经签署预立安宁缓和医疗意愿书，并已加注于健保 IC 卡，可不可以撤除及取消注记？

可以。当签署人意愿改变欲撤除时，可填妥“撤回预立安宁缓和医疗暨维生医疗抉择意愿声明书”，亲笔签名后，将书面数据寄回卫生福利部或受理委托执行的台湾安宁照顾协会，承办单位会依程序协助办理签署人健保 IC 卡撤除注记手续。

如果当事人未签署预立安宁缓和医疗暨维生抉择意愿书，面临疾病末期且无法表达意愿的状态时，可由家属签署以下两款同意书。

4. 不施行心肺复苏术同意书

指对临终、濒死或无生命征象之病人，施予气管内插管、体外心脏按压、急救药物注射、心脏电击、人工呼吸等标准急救程序或其他紧急救治行为。

5. 不施行维生医疗同意书

末期病人不施行用以维持生命征象及延长其濒死过程的医疗措施，比方喂食、呼吸器、洗肾（透析治疗）、叶克膜（体外心肺循环机）等。

DNR 疑问，一次讲清楚

Q 选择安宁疗护是否太消极？

陈先生的父亲罹患肺癌两年多，经过了 3 期的抗癌治疗，现在病情持续恶化，家中有人主张父亲应该再寻求抗癌治疗或加入某些临床试验拼到底，陈先生则是希望父亲接受安宁疗护，舒适地走完人生。但又担心这样的想法会不会太懦弱消极？

台湾癌症信息全人关怀协会、台北荣总胸腔部医师陈育民表示，民众常在媒体上看到有人抗癌成功，有人意志坚强，虽然癌症已经到了末期仍然不放弃任何积极性治疗，最后虽然过世了，却留给后人许多的怀念和榜样。这样的报道很容易使病人觉得“自己的癌症治不好是因为我没有像他们一样的勇气；当癌症到了末期，我选择能缓解症状的安宁照顾，而没有再去冒险接受副作用极大并且疗效未明的临床试验，就是不热爱生命、不够坚强、没有勇气，于是就会死得早”。其实这些都是以偏概全的错误观念。

因为癌症是一群变化多端的病，同一种类、同一期别的癌症在不同人的身上，可能有极大的差别；虽然最近癌症分子医学的进展提出了一些比以往更精密的说明，但是这样的进步距离能够百分之百判定病人的预后（疾病发展），仍然只是蜗足蛇步，个别经验绝不能轻易地套用在别人身上。

因此若家人的癌症没有获得控制，各种治疗延长生命时效比别人短，无须自责或内疚；当癌症到了末期，选择能缓解症状的安宁照顾，没有冒险去接受副作用极大且疗效未明的临床试验，病人的生命也不见得会变更短，说不定因为心胸开朗、一无挂虑，反而活得更久。

至于当中要如何取舍，必须要努力地寻求正确的信息，医生、病患、家属坦诚地沟通，没有任何隐瞒，在尊重病人的意愿下去做决定，才是良好的癌症医疗模式。因为正确的知识必定可以给人力量，战胜无知所带来的恐惧和害怕。

Q 万一签了 DNR 之后，医生就不会努力救人？

错了。按照医师法，所有的意外事故都要抢救，若还未获得医学证据，无法判定疾病是否属于末期临终，只要是可以矫正的病变，譬如气喘、心脏病、中风等，医生一定要尽全力插管施药救人。

简单地说，“安宁缓和医疗条例”只订明一件事“经医师判定，罹患之疾病无法治愈，且病程近期内进展至死亡已属不可避免之末期病人，在临终时得以选择不接受心肺复苏术（CPR）”。这个选择，即所谓的临终不急救（Do Not Resuscitation，DNR）。

台大医院金山分院院长黄胜坚表示，民众常以为 DNR 是放弃治疗、放弃生命，其实是误解。

黄胜坚说，对医疗人员而言，只有“拼”，有机会拼“救命”，没机会就拼“尊严”。“预立安宁缓和医疗暨维生医疗抉择意愿书”，既是取得善终权的“保证书”，也像一张“护身符”。根据美国调查发现，对于已签署 DNR 的人，若不幸遭逢意外而需要急救，医护人员反而全力抢救，因为没有医疗纠纷压力，不担心必须救到什么程度才放手。“像我身体还健康，万一哪天倒下去，送到医院时，就算医师看到我身上有 DNR，如果不知道是不是末期，一定也会极力抢救。”

Q 如果签了意愿书，送到医院又被急救，不是白签了？

签署“预立安宁缓和医疗暨维生医疗抉择意愿书”代表了当事者在疾病进入末期时“不施行心肺复苏术（CPR）”之意愿。但，大家所熟知的不急救（DNR），多半只以为是“不予（施行）”心肺复苏术。但在临床上常发生的情形是，决定急救的当下，医师判断病人的病程还未进展到末期，或是，没有发现病人或家属已签妥DNR，而施予了心肺复苏术，插管接上呼吸器。

又有时候，末期疾病来得突然（例如严重中风），或者发生重大意外事故造成生命危急，医师基于医学上有些不确定因子考虑，或者病人家属心理冲击太大一时无法接受，医疗人员会先急救再说，让时间来回答病人是不是末期疾病或无效医疗，这样可避免在紧急时选择安宁疗护有医疗处置不足的疑虑，让病人和家属有时间思考，若真的是生命末期或无效医疗，可以考虑撤除维生医疗处置。

在以往，如果末期病患在清醒时不曾表达过对于急救或维生医疗的意愿，在十分严格的条件下，除了须由配偶、成年子女、孙子女与父母等4代亲属一致同意签署同意书，并且须经医院的医疗伦理委员会通过，才得予“撤除”心肺复苏术或维生设备。许多末期病患，可能等不到所有家属取得共识，或所有家属都同意了，却等不到伦理委员会召开，最后痛苦地离开人世。

2012年年底，安宁缓和条例第三次修法，如果末期病患意识昏迷或无法清楚表达意愿时，由最近亲属一人签署同意书，即可“终止”或“撤除”原施予的心肺复苏术或维生医疗，而此最近亲属，以家属和病患的关系决定其意见的优先级，依序为 ①配偶 ②成年子女、孙子女 ③父母 ④兄弟姐妹 ⑤祖父母 ⑥曾祖父母、曾孙子女或三亲等旁系血亲 ⑦一亲等直系姻亲。

Q 植物人适用 DNR 吗？

“安宁缓和条例”生效的先决条件是病程进入“末期”阶段，并没有疾病别的限制。而所谓“末期病人”的定义是指“疾病无法治愈，且近期内病程进展至死亡已属不可避免”，且需由两位专科医生判定。因此，若以植物人为例，是否为末期，还是应交由医生判断。

Q 签妥“预立安宁缓和医疗暨维生医疗抉择意愿书”，对我未来的“善终”就有一定的保障了吗？

不是。签妥后，只代表在法律上是有效文件。签完“预立安宁缓和医疗暨维生医疗抉择意愿书”后，务必要与家人沟通清楚，并加注在健保 IC 卡中。

加注在健保 IC 卡的用意，是预防已经签署“预立安宁缓和医疗暨维生医疗抉择意愿书”的人，若没有随身携带意愿书，在末期病危，却无法主动出示书面文件时，或者家属表达不知道病人 DNR 之意愿，医护人员基于职责，仍会全力救治，常造成违背病人意愿与利益的遗憾事件。若有在健保 IC- 卡上注记安宁缓和医疗意愿，马上可提醒医护人员尊重并保障病人的善终，也帮助家人明白自己的决定，避免在未来陷入选择“救”与“不救”的两难、压力与纷争。

Q 如果签了“预立安宁缓和医疗暨维生医疗抉择意愿书”，还需要另外再签“不施行心肺复苏术同意书（DNR）”吗？

签署什么样的文件，才能让 DNR 生效？有两种签署的文件都有效，一是病人本人亲签的“预立安宁缓和医疗暨维生医疗抉择意愿书”；再者是由家属签立的“不施行心肺复苏术同意书（DNR）”。在顺序上，当病人意识清楚时，必须由病人决定；若病人意识不清或陷入昏迷时，才得由家属决定。（数据源：安宁照顾基金会、台大金山分院院长黄胜坚）

选择积极治疗还是尊严

面对威胁生命的重大疾病，“还能活多久？”是病人或家属最直接反应，医生如何判断病人大限将至？

目前医界共识：如果病人可能在未来6～12个月内死亡，即是“生命末期”。

医师根据临床统计特定疾病（例如癌症、心脏衰竭）的存活时间数据，病程特性、病人有没有其他疾病缠身（共病）、对现在治疗反应、检验报告，以及经验，推估病人是否进入疾病末期。

用高科技、CPR拼战到最后一口气，还是选择安宁疗护离开人世

中国人常说“寿终正寝”，西方人则说“好死（Good Death）”。一个人能够得到“善终”，在东西文化都代表对往生者的祝福，也象征一段生命圆满的结束。

当“生命开始倒数计时”，病人或家属必须面临的第一个医疗难关是：继续“拼”，战斗到最后一刻？还是接受命运，抓住有限光阴，寻求较好的生活质量，以及完成未竟心愿，直到生命画上句号？预知生命末期，重

点在于体认生命有时限，接近尾声时，应以尊重病人意愿为前提。

有的病人或家属选择积极治疗至最后阶段。

周医师的父亲在85岁出现轻微失智，后又罹患癌症且受糖尿病并发症所苦，常进出医院，终至因体弱感染肺炎，造成呼吸衰竭插管住进加护病房，医师同事告知，若积极抢救，有一半可能父亲不会醒过来。周医师和母亲、手足反复讨论，决定持续维生医疗，后来做了气管切开术，装上呼吸器出院。

返家后，父亲身上插着鼻胃管、气切管、尿管，连着呼吸器，请两位外籍看护轮班随侍病榻，儿孙每天嘘寒问暖，母亲陪伴聊天，两年多后过世。“可能大家看起来觉得很苦，但母亲和我们觉得爸爸是在亲情围绕与妥帖的照护中，安详离开人世。”

另一个选择是在生命最后阶段，拒绝被太多维生医疗机器羁绊，选择安宁缓和医疗，告别尘世。

曾有一个民意抽样调查“希望将来如何结束生命”，绝大多数的回答是“在睡梦中安详溘逝”。这样的期盼令人向往，但如今的医疗现实是：绝大多数人在生命末期遭遇最大的困境是“得不到善终，死得痛苦”。

一旦生命危急，拨打999求救，几乎都是被送到医院急救，过程完全如同电影场景，并且有过之而无不及：被插管、被电击、做体外心脏按压、注射药物……医疗人员倾全力和死神搏斗，奋力把病人从鬼门关前救回来，这种抢救即为一般人耳熟能详的“心肺复苏术（CPR）”。

从1960年开始，CPR被全球医疗机构公认是急救的标准作业程序，但早期是专门用来抢救意外事故，譬如溺水、车祸、触电、中风、中毒或心脏病突发，并非像今天一样，每个心脏停止跳动的到院病人都得接受CPR。

当时并列出不适用 CPR 急救的状况，譬如病情无法好转、预期大限将至的末期病人。主要考虑 CPR 虽可救命，却也造成病患身体极大的耗损，包括胸骨压断、内脏破裂、大出血，即使幸运被救回，事后可能产生一堆后遗症，譬如气管内插管导致吸入性肺炎、感染等，甚至变成一辈子需要靠仪器维生的植物人。

美国女子泰莉因心脏病成为植物人 15 年，丈夫、父母为了该让她死还是活而激烈争执打官司，牵动全世界的注视。台湾知名度最高的植物人王晓民，17 岁因为车祸重创卧床，她的父母后半生都在为爱女抽痰、翻身、进出医院治疗肺炎、骨折中度过，父母相继比她先一步过世，王晓民住进赡养机构，在 2010 年，躺了 47 年之后结束 64 岁人生。

阳明大学附设医院内科加护病房主任陈秀丹经常公开沉痛呼吁："不要再制造植物人了，因为完全没有生活质量与尊严！"台湾医师的养成过程，因为缺乏生命教育，"死亡"被医生视为失败，想尽办法用尖端医疗仪器让病人"活着"。

心跳停止电击完可以用叶克膜（ECMO 体外心肺循环机）；不能呼吸就插管、气切接上呼吸器；肾脏衰竭就洗肾；肝脏坏了就洗肝；不能吃就用鼻胃管灌食或从静脉注射营养……早就改写严重头部外伤脑死、心肺器官衰竭等末期病人存活时间，造就出台湾有两万多名呼吸器依赖病人，超过七成意识不清，四肢挛缩、插着鼻胃管强迫灌食、抽痰、大小便都在床上，许多还要每周洗肾 3 次，掉进求生不得、求死不能的惨况。

美国曾针对 26,095 名病人接受 CPR 的存活率做过研究，其中只有 15%得以康复出院，85%的病人死亡；有些病人即使被救活，时间也不长，存活率低于 2%，包括罹患多重医疗疾病、生活无法自理或住在赡养机构需仰赖他人全天候照顾、慢性重大疾病（阿兹海默、癌症末期等）患者。

若要避免家中长者在生命末期掉进无效医疗（不是延长生命而是延长死亡过程）的陷阱里，民众极有必要认识、善用安宁缓和医疗。

健保给付 10 大疾病末期安宁疗护，但有使用的非癌病人仅 412 人

台湾在 2000 年通过的“安宁缓和医疗条例”，定义了安宁缓和医疗：“为减轻或免除末期病人之痛苦，施予缓解性、支持性之医疗照护，或不施行心肺复苏术。”明订允许个人可以预立“意愿书”，依自己的意愿决定在生命末期时接受或拒绝相关的医疗处置；如果病人意识昏迷或无法清楚表达意愿时，依规定可以由家属依病人先前的意愿，代为签署 DNR“同意书”。

2009 年，健保已扩大给付 10 大疾病末期的安宁疗护，包括：

1. 癌症
2. 运动神经元萎缩症（俗称渐冻人）
3. 失智症
4. 其他大脑变质（如严重中风或脑伤）
5. 心脏衰竭
6. 慢性阻塞性肺病
7. 肺部其他疾病
8. 慢性肝病及肝硬化
9. 急性肾衰竭
10. 慢性肾衰竭

然而，“卫生福利部”统计，台湾在 2010 年死亡的 14 万 4 千多人中，不到一成（7.45%，约 1.1 万人）有接受安宁缓和医疗；“健保署”2011 年统计，接受安宁疗护的非癌症病人只有少少的 412 人，只占全部非癌病人

的 0.4%，显示台湾生命末期病人的照护仍有极大进步空间。

2012 年 12 月台湾的缓和医疗条例再次修订为：①当事人可事先预立意愿书，放弃无效的心肺复苏术或维生医疗急救。②意识昏迷或无法清楚表达意愿，经一名关系最近的家属签署同意即可拔管。③若未预立意愿书，也无亲属代为同意，授权医疗团队判断。目的是不希望在生命最后，还要承受许多无效医疗的摧残，显示台湾的医疗人权又往前跨了一大步。但三读[①] 过迄今仍有许多生命末期病人享用不到。

医生诚实面对死亡，病人才有可能获得真正的安宁疗护

现今台湾地区的医病文化,DNR 的决策几乎还是在最后才由家属决定，病人较少机会主动表达，或由医师主动与病人讨论 DNR 意愿。黄胜坚医师认为，只要预期病人 6 ~ 12 个月内，死亡不可避免，医疗团队就应启动安宁照顾。但“台湾 99%的医师比家属更无法接受病人死亡”，台大医院创伤医学部主任柯文哲直陈，配搭高科技医疗维生仪器，结果就是没有医生愿意告诉家属：“病人快死了。”

医学分科太细，也给了医生只治疗自己负责的器官（专科）好理由。心脏科只顾心脏，肾脏科单看肾脏，老人家常常辗转在各科住院，这个器官问题解决了，赶着要家属办出院，经常没有医护人员认真告知家属，病人每况愈下，生命已如风中残烛，稍有风吹草动，就熄灭。

一位 85 岁的老奶奶有帕金森氏症、肾衰竭、曾经中风、急性心肌梗死，最近两个月因为急性肺炎造成呼吸衰竭住进医学中心加护病房，稳定后转到病房，刚出院几天，又发烧进急诊住院，烧退了又出院，医院将

① 指立法机关的一种立法程序。程序进行过程中，法案或议案的草案之标题会被三度宣读。——编者注

老奶奶转介给台大北护分院居家照顾中心，家庭医学部主治医师彭仁奎出诊，一看老奶奶还在发烧、用了氧气呼吸还是喘且费力，每分钟超过40次，尿量少，已经出现临终症状，但老奶奶60岁的儿子只是愁闷为什么还很虚弱就被赶出院，频频问彭医师："氧气机是否要自费买一台，邻居有人说另一种管灌配方比较好，要去买两箱来吗……"彭仁奎叹口气说："虽然他签过好几次病危通知，但一直以为出院就代表病情控制了，完全不知母亲已经濒临死亡。"

更且，至今还有医师将安宁疗护污名化。

家医科与安宁缓和医学专科医师林育靖在其著作《天使在值班》中感慨，有的医师会诊安宁，不是认同安宁，而是要求安宁团队花时间让病家签好DNR，省却病危急救程序，对安宁团队建议的缓和疗法视若无睹。曾有安宁共同照护护理师接到一位医师的会诊单去探视病人，花一个多小时向家属解释，保证安宁不是等于放弃生命，相反地，是珍惜活着的日子，提高身体舒适度。

家属刚准备敞开心胸对话时，这位医师正好来查房，护理师还没有开口，这位医师便呵斥病人和家属："你们怎么还在这里？早说过，安宁是等死的地方，你们看要出院还是转到安宁病房，赶快办一办，不要霸占这床位，很多人在排队等住院呢……"

新店耕莘医院缓和医疗科主任江维镛认为，要让更多末期病患善终，关键在医师。"医生要能诚实面对疾病，主动向病人和家属表达"，否则他们不知道疾病已到末期，生命有限，可能错失善终的机会。

选择安宁疗护，保障至亲的善终权

面对医"生"不医"死"的医疗现实，家有重病长辈的家属该如何保障至亲能得到“善终”？能做什么？

首先，要了解病情有没有逆转、治愈的可能，是否已届生命末期？

如果病人在加护病房（ICU），黄胜坚建议家属掌握以下重点：

● 询问主治医师：“目前最接近病情的真实状况如何？有没有机会活，有没有机会醒？”如果医生回答：“目前状况不清楚。”那么接着问：“您认为病人要过几关才会活？”

● 接着请教医师：“您准备如何治疗？对病人预后有什么影响？”

● 进去加护病房探视时，对照医师对病情的说法，请教医护人员连接病人身上的监视器、呼吸器显示数字的意义，跟上病情变化。

● 一两天后询问医师：“病人过关（会活）了吗？什么状况下我可以告诉亲友：病人过关了？”

● 很多时候，医生会说：“情况不乐观，但我们会尽力……”这时家属应该要追问：“您要尽力的方向是什么？是延长生命，还是减轻病人痛苦？”厘清目前治疗方向，并给医生选择题，对话才有交集。

假使医师判断病人已是生命末期，机器、药物只是治标、延缓死亡降临，或者救回来的病人可能瘫痪、昏迷，将来需要 24 小时有人翻身、抽痰、清理便溺，家属可能就需慎重考虑病人未来的治疗计划。

若病人清醒，不曾签署 DNR，不妨由最亲近的家人问病人：“如果病情一直不乐观、走下坡，你最想避免的情况是什么？”

4 时机，考虑安宁疗护

综合专家建议，有 4 种时机可以考虑接受安宁疗护：

1. 多种疾病缠身

指同时罹患多种疾病（共病），比如很多老人家同时有心脏病、慢性阻塞性肺病（COPD），还有末期肾脏病（尿毒症）得洗肾，或者加上失智症或癌症，而这些疾病的治疗效果不理想，预期寿命有限，此时就可以考虑减少或停止较侵入性的治疗，接受安宁缓和疗护，以减轻不适为目标。

陈秀丹指出，共病代表人体已经有多个重要器官（比如心、肺、肾、脑）功能在衰退，整体健康持续往下走，生命可能已接近末期。

相反的，如果只有单一疾病，多数重要器官正常，就代表生命还不到末期。比如陈秀丹曾照顾一位尿毒症需洗肾的长辈，有次得肺炎，呼吸困难，但并没有其他严重疾病，她分析应该可以治愈肺炎，便让长辈接受插管并使用呼吸器，后来病情确实好转。

2. 近期频繁住院，体力快速衰退

很多病人半年、一年内频繁住院，甚至半年进出病房将近 10 次，病情好好坏坏。陈秀丹提醒，当住院频繁、住院天数愈来愈长、间隔愈来愈短，就代表生命可能接近末期了。

虽然病情好转后可以出院回家，但往往元气大伤，“食欲减少、睡眠增加、活动量变少，都代表健康走下坡，虽然不代表人马上会走，但家属心里要有准备，下一次能不能出院恐怕很难说。”彰化基督教医院安宁缓和疗护科主任蔡佩渝说。

3. 生活质量不佳

意识不清、卧床、四肢僵硬、使用呼吸器、插着尿管和鼻胃管、身体多处有褥疮，还有的病人照样每周被推去洗肾 3 次……这样的人生真实存在着，不禁让人感慨什么是活着？谁想这样活着？

有位老伯得失智症，又中风昏迷，住院时又发现罹患肝癌，因为家属意见不一致，有的希望爸爸善终，有的主张救到底，医生只好为老伯插管急救，拖了半年多还是去世了。

陈秀丹感慨，当人躺在病床，插满管子，靠机器维持生命，无法思考、言语、活动，只能维持基本生命征象，却没有生活质量可言。“让家人这样活着，这样的爱是不是太自私了？”

新店耕莘医院缓和医疗科主任江维镛会问家属：“你希望家人活着，还是‘生活’着？”如果只是想活着，那么靠仪器维持基本的呼吸、心跳等生命征象就好，但如果想生活着，就该想想这样靠仪器维生算不算生活？

4. 病人的意愿

病人的自主权是医学伦理重要的一环，但医护人员观察发现，在台湾，病人的想法、意愿常被忽略，变成“家属最大”，医生为避免将来发生医疗纠纷，往往听家属的，不见得符合病人的最大利益。

一位年过 90 的老爷爷，慢性阻塞性肺病末期，一动就喘，肾脏、心脏也不好，交代儿女时候到了就让他在家往生，也跟医生讨论过不要插管，“我已经准备好了。”老爷爷很豁达。谁知病危时家属还是把他送医，要求医生插管急救，靠仪器维持生命两个月后去世。“违背父亲想在家善终的心愿，拖延死亡的过程，让他多受折磨，这样算孝顺吗？”老爷爷的主治医师深感遗憾。

有些疾病如失智、COPD 的病程长，安宁疗护介入时机难抓

不过，彭仁奎医师提到，非癌疾病多为慢性病，病程较长、病情起起伏伏、时好时坏，医师、病人和家属总是会期待病情会再“进步”，有时病情大幅恶化的趋势没有被察觉，因而判断安宁疗护介入时机比较困难。

失智症与慢性阻塞性肺病（COPD）特别难判定末期。

台北荣总神经内科教授王培宁说，失智患者脑部退化的速度很慢，病程长达 8 ～ 10 年，即使重度失智，不认得家人、大小便失禁，但都还可能卧床一两年，很难精准预估何时是生命末期。所以在失智的中后期就应加入缓和医疗的概念和照护，即使无法精确预期生命的尾声，但病人仍可在病程的后段接受到有尊严、有生活质量的照护。

当失智患者病情出现转折，可能就是考虑接受安宁疗护的时机。比如：

1. 用药无法改善症状，持续退化：英、美国家常见的做法是，当失智病人服用药物一段时间，已无法控制病程，仍明显退化至重度时，就可考虑由病人原来的医师找安宁缓和专科医师来会诊，看能为病人做什么。

2. 功能严重退化：比如出现很多问题行为、反复感染（如肺炎、泌尿道感染、褥疮等）、管路愈来愈多（如尿管、鼻胃管）、频频住院、病人已无法自理生活、照顾者无法负担照护工作。

国外也把“吸入性肺炎”当成安宁疗护介入时机的指标之一，当病人因呛到引起肺炎而插管两次，到第三次还要不要插，就值得考虑，因为病人反复感染，代表身体其他器官的功能也在退化中，像插管这种以侵入性的治疗来延长生命的医疗处置恐怕已经没有太大意义。

王培宁指出，失智患者跟其他长者一样，可能突发心脏病、中风、肺炎等，面临要不要急救、救到什么程度的难题，国外便建议，当失智患者出现一次“非预期住院”，就该思考后续医疗处置，因为病人很可能反复入院，一再面临要不要急救的天人交战。

因此，最好能在患者脑部退化还不严重、还能思考及表达时，就想好将来要不要接受插管等处置，并向家属表达意愿。“如果平时没有考虑好，紧急时家属会很难决定。”所以预立医疗自主计划或选择安宁缓和医疗意愿书对失智病人更显得重要。

一般居家照护和安宁居家服务有何不同？

	一般居家照顾	安宁居家照顾
医师访视	每两个月一次	每周至多一次
护理师访视	每月两次为上限	每周至多两次
社工访视	无	每周至多一次
收案标准	有明确的医疗与护理服务项目需求的病人。例如鼻胃管、尿管、气切管路更换与照顾	·癌末病人 ·末期运动神经元病患 ·八大病症末期* ·经医师诊断或转介且同意接受安宁疗护的病人
费用	部分负担5%，有重大伤病卡、福保、荣民免部分负担（不含交通费）	有重大伤病卡免部分负担（不含交通费）

数据源：台大北护分院彭仁奎医师

* 八大病症：失智症、其他大脑变质（如严重中风或脑伤）、心脏衰竭、慢性阻塞性肺病、肺部其他疾病、慢性肝病及肝硬化、急性肾衰竭、慢性肾衰竭

此外，许多重度失智长辈在养护机构度过余生，因此安宁疗护的重点应该放在养护机构，不见得是医院。这还有待努力。

慢性阻塞性肺病何时开始考虑安宁疗护，是另一个难题。

台中荣总嘉义分院内科部主任吴杰亮说，慢性阻塞性肺病患者多半抽烟长达二三十年，到五六十岁时开始有慢性气管炎，肺功能往下掉，严重个案到六七十岁时肺功能大约只剩正常人的三分之一，很容易喘，甚至需要用氧气，这虽然是疾病的末期，但是不是生命末期却很难说，病人可能还能活好几年。

有时病人感染肺炎或因天气变化引起急性呼吸衰竭，但插管治疗有机会恢复、脱离呼吸器，有些病人可能反复发生三四次，不过仍然很难说哪次是生命末期，医生当然也很难开口谈生命末期的准备。通常直到出现多

重器官衰竭，医生、家属才比较能接受这是生命末期。

吴杰亮建议患者，可以问医生自己现在的病程大概在哪里，将来可能发生哪些状况，预先思考医疗决策（比如再次发生呼吸衰竭，要不要插管，或是使用不侵入身体的非侵袭性正压呼吸器），并让家人知道自己的想法，“事先表达，将来比较有可能依照自己的期望走。否则到了呼吸衰竭发作的当下，要立刻决定不插管，需要很大的勇气。”

屏风表演班创办人李国修生前常说：“我一辈子只想做好一件事：开门、上台、演戏。”然而，戏总有演完的一天，如何让生命优雅谢幕，下台时潇洒自在，每个人都可以当自己的导演。

生命末期，
哪些治疗该做？哪些该停？

陪伴末期重病家人不容易，常常要面对困难的医疗决策：

感染肺炎要不要插管？

末期病人的免疫力低下，各种感染的机会增多，比如肺炎，往往成为压垮病人的最后一根稻草。但肺炎可能是可以治疗的，那么病人呼吸困难时究竟要不要插管，维持呼吸换气的功能？甚至是否接受抗生素治疗？医师认为这需要评估病人的整体状况及预后来决定。

彰化基督教医院安宁缓和疗护科主任蔡佩渝说，有些在医疗上判定是疾病末期的病人，第一次发生这种急性感染，但是身体活动功能还很好，体力与营养状况也足以应付这次急性问题，仍然会建议积极处理，包括暂时的插管治疗。

台大医院家庭医学部主治医师蔡兆勋说，如果一个医疗处置对病人是好的，那当然要做，如果对病人不好，当然不做，但困难的是很难确定它对病人好不好，这时可以考虑“限时治疗”——先做，再评估效益。比如危急时先插管，如果治疗两三周后没有达到预期效果，反而增加痛苦，就可考虑撤除。

安宁缓和医疗条例修法后，撤除维生设备需两位相关专科医师判定末期、一位最近亲属签署同意书即可，弹性比过去大，等于有退场机制，可以设停损点，医生、家属都不会那么为难。“撤除维生设备，帮助病人善终，也是一种作为。”马偕医院安宁病房主任黄铭源说。

但末期病人如果反复同一部位感染，比如一再发生肺炎、呼吸衰竭，且体力及整体状况不佳，插管就是艰苦的负荷了。“即使肺炎的治疗有起色，原本的疾病仍然持续侵蚀病人的身体，因此不建议插管，避免让病人多受苦。”蔡佩渝指出。也建议医疗人员及家属找机会询问病人的想法。“尽早表达意愿，到时家属就能遵循。”蔡兆勋说。

洗肾洗到生命最后一天?

全台湾洗肾（血液透析或腹膜透析）人口达75000人。一位九十几岁、罹患数种慢性病的老奶奶，每次洗肾前的扎针总让她痛得嗷嗷叫，洗肾时血压忽高忽低、很昏沉，洗完整个人虚弱无力。“我实在是不想洗了。我活到90岁，没有遗憾了。可是我的孩子希望我继续洗，我是为了他们才洗肾！”

另一位长辈长期使用呼吸器及洗肾，意识不太清楚，洗肾洗到多处血管堵塞，找不到血管可当洗肾通路，只好停止洗肾，一星期后去世。

老人是洗肾主要群体，“台湾透析病患登录库”数据显示，65 ~ 74岁得末期肾脏病（尿毒症）的发生率是青壮年人的14倍；年过75岁，因为尿毒症需洗肾的发生率是青壮年人的18倍。

更有不少病人洗肾洗到人生最后一天。台大医院创伤医学部主任柯文哲在一场研讨会引用研究数据指出，签署不急救同意书的患者，到了死亡当天，还有27%的人在洗肾。

洗肾病人常被教育“洗肾才能保命”，这对整体健康还好的中壮年患者来说没有错，洗肾可让他们维持不错的生活质量、工作、养家，但如果到了老年，又并发心脏病、中风、癌症等疾病，有的意识都不清了，还要承受每周洗肾3次之苦吗?

美国肾脏科医师协会建议，当病人出现下列情形，可考虑终止或不给予透析，接受安宁缓和医疗：

- **病人无法配合洗肾：**比如重度失智者会自行拔除洗肾针头，无法顺利完成透析。
- **洗肾时状况不稳定：**比如严重低血压。
- **其他原因造成生命进入末期：**比如癌末、重度失智或其他疾病末期。
- **75岁以上、慢性肾脏病第5期患者，预期寿命不超过一年。**

台湾肾脏医学会最近也初步订出减少透析的参考指标：

- **洗肾并用呼吸器达3个月：**台湾地区约有6000人洗肾并用呼吸器，复原的机会低，平均存活不超过一年。
- **昏迷指数8分以下：**正常人是15分，8分以下代表重度昏迷，意识不清。

黄铭源说，停止洗肾可以用渐进方式，从每周洗肾3次，慢慢减少到2次、1次，顾及病人舒适、家属感受。完全停止洗肾后，约10天后病人就会去世。“这确实是个困难的决定，家属、医疗团队都需要时间准备。”

彰化基督教医院安宁缓和疗护科主治医师黄馨葆说，减少或停止洗肾并不代表拒绝所有的医疗，而是积极用缓和医疗帮助病人减轻不适，比如水肿、喘、疼痛、躁动、抽搐等，可用减少点滴及给予药物来减轻。

多位医师都认为，要让末期肾脏病患停止洗肾之苦，需要健保给付制度配合，比如洗肾并用呼吸器超过3个月，应该要增加部分负担或自费，用经济压力促使家属思考病人这样活着有没有质量。“否则，洗肾病人为医疗院所带来收入、家属也不用负担医疗费用，谁会主动喊停，让病人善终？”

断水断电？要不要插鼻胃管灌食、打点滴？

老一辈有“宁可痛死，不能饿死”、“不让病人吃饱将来会变饿死鬼”等观念，因此希望病人即使不能经口进食，也要用鼻胃管灌食，不能饿着。“这样做，安慰了家属，却苦了病人。”新店耕莘医院缓和医疗科主任江维镛感叹。

要不要用鼻胃管灌食，要考虑病人的余下的生命时光、对病情是否有帮助、病人的意愿及能否改善生活质量等因素。

蔡佩渝说，如果推估病人还有半年左右寿命，当然不能饿他半年，但如果已经临终（生命约剩两周以内），建议就不要再灌食或给太多点滴，因为器官已接近停摆，给太多食物、水分不但不能延长生命，反而增加身体负担。

台北荣总护理部督导长、台湾安宁缓和护理学会理事长苏逸玲的奶奶活到九十几岁，自然衰老而逝，往生前几天就告诉家人“我不想吃东西了”，可见食欲减少是生命衰亡的自然过程。

黄胜坚医师表示，国外早有许多研究，证实病人必须“临终脱水”才会舒适。如果临终前还打点滴、用鼻胃管灌食，因为病人肠胃消化、肾脏代谢功能已衰竭，水分排不出去，会导致喘、痰变多、腹胀、呕吐、水肿，病人连呼吸都累。

但仍常有病人家属担心：“签了 DNR 以后，会不会什么治疗都不做了？听人家说，住进安宁病房就会‘断水断电’，连点滴都没有，妈妈这么虚弱吃不下，可不可以给她打点滴？如果有比较好的营养针，自费也没关系……”

台大金山分院家医科主治医师徐愫萱表示，签署DNR后，医疗团队绝不会什么治疗都不做，反而是针对病人的末期病况，积极提供最适当的治疗和照护，让病人在生命最后一段能活得有尊严、有质量。

该不该撤除呼吸器、点滴、鼻胃管等侵入性或支持性的维生治疗，是医护人员和病人家属常面临的困境。医疗决策除了尊重病患的医疗自主外，还要符合病患的最大利益，如果这些维生治疗无法改善病情，反而带来病患的痛苦，那么这些治疗就非必要而可以予以撤除。比方水分补充，若病人喘、水肿，医师用渐进式减量，原本一天给1500毫升，慢慢减到500、250毫升，兼顾病人舒适与家属感受。

打吗啡止痛会上瘾或加速死亡?

有位老爷爷因癌症晚期住进安宁病房，医师打了两针吗啡为他止痛，结果当晚他就去世了。家属认为医生怎可用吗啡将老爷爷“安乐死”，加速他的死亡，要求医师赔偿。

另一位慢性阻塞性肺病末期的爷爷，喘到想自杀，“我不怕死，我怕吸不到气！”医生开给他一点吗啡止喘，他好多了，打消自杀念头。

末期病人常会痛、喘，严重到无法成眠。到底可不可以用吗啡来减轻痛苦？

一位医师透露，台湾人非常恐惧吗啡，害怕上瘾或加速死亡，病人宁愿忍耐，也不敢用它来止痛、止喘，甚至有些医生也不敢开吗啡给病人，“里面夹杂着对医疗纠纷的恐惧。”

事实上，吗啡可以有效止痛、止喘，在医师监控下使用，并不容易成瘾，有时使用剂量增加，常是因为病情恶化、病人更痛，并不是因为上瘾。

跟所有药物一样，吗啡也有不良反应，比如呼吸抑制（因此让人误以为会加速死亡）、恶心、头晕、便秘等。蔡兆勋建议，用吗啡之前医师一定要跟病人和家属详细沟通解释，并且澄清用药的目的是减轻痛苦，不是安乐死，正确使用并不会加速死亡。“是疾病让病人死亡，不是吗啡。就算不用吗啡，他还是会走。”

“不妨权衡病人的痛苦与死亡的过程。”台大医院创伤医学部主治医师蔡宏斌认为，如果喘和痛让死亡的过程更痛苦，那么用药减轻痛苦是对的。

江维镛说，给吗啡的原则是：少量开始、缓慢增加，并监控病人的呼吸速率、检查瞳孔大小，这样使用吗啡是安全的。

相对于台湾地区，欧美等国家对使用吗啡的态度较开放。黄馨葆说，欧洲止痛性吗啡类药物人均使用量的前几名包括奥地利、瑞士、英国、德国、丹麦，都是重视生命末期照顾的国家，“可以说愈先进的国家愈普遍使用吗啡类药物帮病人减轻痛苦。”他今年去欧洲开会，各国签署宣言，呼吁各国让生命受到威胁的病人得到良好医疗照顾，包括使用吗啡。“他们把接受安宁缓和医疗、减轻痛苦当成基本人权。”（张静慧、张晓卉）

如果生命留不住，在家还是在医院度过最后时光？

李爷爷最近因为肝硬化末期并发食道静脉曲张破裂出血，频繁进出急诊，爷爷自知来日不多，交代两儿一女："万一不行了，我想在睡了30年的床铺上，听着邓丽君唱的老歌，咽下最后一口气，魂魄才找得到回家的路。"

但儿子很忧虑，如果老爸回家，又像每回病况危急时大口大口吐血，惊吓年幼的儿孙如何处理？万一在家里往生，要助念①，爸爸住的老公寓小区这么安静，吵到邻居怎么办？

家是每个人安顿身心最熟悉的处所。如果生命留不住，绝大部分的人会希望在家里画上人生句号。美国一项针对85岁长者的研究发现，老老族特别是有慢性病长期住在赡养机构或护理之家的老人，其实常常想到死亡，甚至已经准备好死亡，但害怕濒死过程以及孤独的死去。

"落叶归根"是中国人传统风俗信念，能在自己家里、在子孙陪伴下寿终正寝，代表好命、善终。然而，卫生福利部统计数据显示，2009年台湾的死亡人口当中，癌末病人约50%于家中死亡，其他非癌症末期病

① 病人医药无效，寿命已尽，助念者为临终者念佛，帮助提起正念，助其安乐往生佛国。——编者注

人在家中死亡的比例约30%。

比统计更接近真实状况是，大多数病人和家属因为担心在家无法得到完善的照顾，所以选择在形式上留一口气回家，登记在家死亡的个案有些在医院就已经往生了，只是顺从民间习俗，形式上回到家里，距离真正完成心愿在家死亡还有很长的路要走，台大金山分院护理部主任翁瑞萱说。

虽说应该尊重老人家的意愿，决定临终的地点，但长辈可能迫于现实而压下真正愿望。台大金山分院院长黄胜坚说，好几位比较亲近的先生（老师）交代他："阿坚，我死的时候，要死在台大病院，不要给子孙添麻烦。"

翁瑞萱引述研究剖析，目前台湾生命末期病人想在宅死亡的困境有：

医疗制度改变

如果没有预先签署DNR，绝大多数人在生命末期在急诊或住进病房，死亡前历经"急救套餐"的折磨，几乎是共同命运。

作家黄春明认为，老人不需避讳谈死，要对死亡有准备。他的父亲病重时，他本希望父亲好走，不要再急救，但因家人想法不同，所以还是救下去，结果父亲身上被插了五六根管子，身体也被束缚住而且袒胸露体直到死亡，"真是生不如死。"他十分心痛。那时有朋友想去探望父亲，他婉拒了，"记得他以前的样子就好。"

医护人员如何帮助病人在生命最后一段路，回到熟悉的小区接受照顾，给予家属返家照护的支持，及强化在家照护之能力，提供安宁缓和的"五全"照顾（全人、全家、全程、全队、全小区），协助病人尊严走完人生，是台湾地区的医疗大挑战。

小区安宁疗护系统薄弱

目前安宁病房多设立在医学中心里，少数为小区医院，且八大非癌症末期病人虽然纳入安宁疗护服务，但非癌末期病人与癌末病人临床上疾病变化的轨迹不同，症状种类多样、病情多变，由末期进到濒死状态常不易判定，而目前提供小区安宁照顾，多由安宁病房之居家小组照顾，加上缺乏小区机构式安宁疗护，安宁长期照顾人员人才不足，小区发展与体系系统间缺乏互动与沟通合作，医疗与民众需求产生差距，小区安宁疗护系统更加薄弱。

小区医院没落，无法助人“落叶归根，在地凋零”

医保改变了台湾地区医疗生态，周边地区医院没落，数量急遽萎缩。偏乡民众想要“在地老化、在地凋零”的心愿益发困难，监委黄煌雄在《全民健保总体检》指出:“小区医院的没落，加上小区安宁体系薄弱，是推展小区安宁相当大的阻力及困境，应由政府领导共同改革及规划，重振地区医院责任及使命，才能推动优质末期病人照顾。”

选择在医院往生，减轻家属不会照顾与处理后事的焦虑害怕

有些病人不愿回家，怕死在家里，家人会害怕；或者以后那张床没人敢睡、那个房间没人敢用；或者怕家人开死亡诊断书、找殡葬公司移送遗体等事情很麻烦，而在医院一切依据流程走，可以省却这些顾忌与程序。

家属会把病危、临终病人送到医院，也是因担心病人在家，万一有出血、大喘、哀鸣状况怎么处理，也怕误判情势，万一有救却耽误病人，良心过不去，或者恐惧死亡，在医院至少有专业人士可协助处理，减少一些害怕。

如果选择在医院往生，
把每次相聚当成最后一次，给临终者两个保证

当长辈处于生命末期，可能不久人世，如果无法长期随侍身边照顾，黄胜坚提醒:“把每一次探望与陪伴都当成最后一次。”

真正的陪伴，应该是顺应照顾病人的身体和心理的需求。生理上，如果病人疼痛，尽快请医护人员处理止痛；看到病人流汗，拿毛巾轻轻拭干；嘴唇干燥，取棉棒蘸水润唇，或是拿吸管轻触唇边，让病人自己决定要不要喝水。

心灵上，要同理病人的所有感受。英国临终关怀安宁缓和医疗创始者桑德丝（Dame Cicely Saunders））医师说："我曾经问过一位知道自己将不久人世的人最想从陪伴者身上得到什么，他说，希望他们看起来像试着想了解我的样子。"家属要切记，不要给病人辅导、说教、劝告，带给病人压力和烦恼，因为很多重症病人担心自己变成家人的负担，病人很敏感，周围的人说的每一句话是否诚恳，他们心知肚明，真正的关爱是"以病人的需求为主"，应该站在病人的角度考虑，而非为了"家属想表达关爱"。

通过道谢、道歉或道别，临终者因此能减少遗憾或悔恨，走完生命最后一程。建议家人可从旁协助临终者完成道别，心中有哪些想做的事、想对哪些朋友说说话，如果不方便探望可以写信或打电话。

但，不见得病人会主动表达，陪伴者可尝试探问："如果你还可以再活更多年，你打算做些什么？想去看看谁？拜访谁？""为了家人以后更和谐，让你更不操心，你要不要先做些准备呢（财产交代）？""你现在身体这样了，有没有要做或想做的事呢？"

有些人不擅言辞，说不出感谢或道歉的话，建议可选择非语言的方式呈现爱，重新联结与临终者的亲密感。例如女儿为母亲整理生活照片，家人在床边翻阅相片簿，或者看着家族活动的影片话当年，重温生命美好的共同记忆，即使难为情说不出特别感性的话，气氛也可充满温馨与爱。又有些人选择默默道别，好比折纸鹤，或使用利用录音、录像等计算机影音设备代替话语，这些都是很好的告别工具。

《西藏生死书》提到，临终者要能放下且安详去世，必须从他所爱的人听到两个明确保证：一个是，允许他过世；另外一个是，保证他死后，家人会过得很好，不必担心，让逝者、生者两无憾。

选择回家，寻求专业安宁疗护，在柔适照护与亲情围绕下与亲人告别

如果回家安息是病人最后的心愿，总有方法可以克服限制，例如，寻求居家安宁疗护协助。

64 岁的曹妈妈自小在新北市金山区成长、结婚生子，从未离开过北海岸这个小乡镇生活。与丈夫离异后，独自扶养 4 名子女长大，儿女成家立业后也对她非常孝顺。本以为可以享福，没想到 3 年前得了大肠癌，虽然开刀治疗，但仍不敌猖狂癌细胞，陆续发现肝、肺与骨头转移。医师告诉曹妈妈和她的儿女癌症已到末期，讨论过后，曹妈妈决定放弃副作用大且效果有限的放射线治疗，改用药物控制疼痛。

随着病况进展，曹妈妈的体力、食欲逐渐下滑，慢慢地变成无法下床，躺在金山的老家里，子女轮流照顾她。因为多日无法进食，下肢水肿，疼痛加剧，被送到台大金山分院。经过检查，家医科徐愫萱医师告知家人，曹妈妈除了泌尿道感染并发败血症，营养状况不佳、电解质失衡，血小板低下在身上也造成了一些出血点。

"妈妈最大的心愿是希望能没有痛苦地离开，而且最后一定要回家。"一住进法莲病房，大儿子就提出临终回家的诉求，随着病况恶化，家人也一再提醒医护人员这样的要求。

徐愫萱表示，对于临终回家，不同的病患和家属有不同的考虑。有些人希望能在家里多停留一段时间；有些家属会担心，回家停留太久会有照

顾的问题而希望留一口气回家就好，这些问题医疗团队在拟订照顾计划时都要预先设想好，且必须持续医病沟通与卫教。

医护人员事先教导家属曹妈妈回家后照护方式，包括药物使用方法、翻身、卧床舒适摆位、身体清洁，预先让家属了解回家后可能出现的濒死征象、死亡过程，提醒家属后事准备过程等，这些细节都要及早与家属沟通、预做准备。另外，要准备好诊断书以便后续死亡证明的开立。

住院后的第三个星期五下午，曹妈妈突然血压下降，呼吸不稳定。大儿子说："以前妈妈最喜欢全家人在一起的时光，这个周末我请了所有亲人回金山老家团聚，我们想先带妈妈回家，至少能够让她在家一段时间。"

虽然有些措手不及，医护人员还是以最快的速度教导家属返家后的照顾事项。等一切准备好，在帮曹女士挪离病床前，儿女轻声呼唤："妈，我们要带你回家了。"冥冥之中，曹妈妈似乎感应到要回家了，已经意识不清好一段时间的她突然回答："好。"脸上的表情平和而安详。

当天晚上，曹妈妈在家里、在最爱的亲人陪伴下走完人生最后一程。事后儿子告诉徐医师，妈妈回家后有一小段比较清醒的时间，家人都把握机会和她道别，最后她也如愿地在睡梦中平安的往生。

既然死亡不可免，医生没有起死回生的神奇医术，就应尽最大努力帮助病人安适走向终点。

告别那一刻，临终症状与处理方式

生命有它自然的起承转合，人的身体也会发出放弃肉身的讯号。怎样知道濒死的那一刻来了？

有哪些征兆？如何做好迎接的准备，才能好好跟亲人说再见，避免亲人多受苦。

前台大安宁缓和病房护理长王浴以其超过 40 年的临床经验为文指出，人将离开时，会有很明显的濒死征象。依序会从神经、肌肉、骨骼系统衰竭开始。大约从生命倒数前两周，开始出现身体虚弱，从可以自己行走，到不能走；可以下床，到不能下床；然后，病人睡眠时间愈来愈长，终日疲倦，眼睛都难以睁开。

接着，牙关紧闭，家人要喂饭或者护理师要帮病人清洁口腔时，会发现很难打开病人的嘴巴，之后就是吞咽困难。渐渐地，循环系统跟着衰竭，因为末梢血液循环不良，手脚冰凉，尿液减少，当尿液无法排出时，一般都是临终前 3 天的表现了。

病人出现濒死症状，家属常看了不忍，觉得病人正在受苦，怎么做可以使病人舒服些？安宁照护基金会出版的《安宁卫教手册》指出，注意病人需求，比方以水润唇、保持口腔湿润、协助翻身或维持舒适姿势，随时清洁排泄物，维持身体干净温暖。

如果病人吐血、便血或身体其他部位出血，尽量避免让病人看到血引

让临终者感觉身边一直有人陪伴

《西藏生死书》中提到，临终者最需要的是别人对他表达无条件的爱，愈多愈好。临终者很期待被触摸，只要触摸他的手、注视他的眼睛，轻轻替他按摩或将他抱在怀里，或以相似的律动轻轻地与他一起呼吸，就能给予极大的安慰，因为身体有它自己表达爱心的语言。

有的人在过世前可能非常虚弱，但神智一直清楚；有些病人会因为血液循环日渐衰竭、脑部缺氧而变得意识紊乱、躁动，搞不清楚人物、时间、地点，喃喃自语说些奇怪的话。常会出现幻觉，显示病人正慢慢失去正常心智功能。接着，病人可能沉睡时间愈来愈长、叫不醒，渐渐昏迷。

如果病人清醒，让病人知道：决定权都在他自己手上，一直到他无法做决定为止，并且家人会照着他的愿望去做。

由于身体羸弱，临终病人说话常有气无力，词不达意，一边说一边配合自己惯用的手势或比喻，有的病人会想尽办法表达需求或愿望。这时不要压抑病人，要用心去倾听、分析病人话语，才能了解他的想法或愿望。

假使病人意识不清，语无伦次，也没有必要去纠正病人错误，就附和他的说法，回答“会照着他说的去做”。

虽然病人处于嗜睡或昏迷状态，但听觉仍在，可以轻声向病人说话，比方“我们都爱你”、“会听你的交代”，表达亲友对病人的关爱。即使病人昏迷，也要向他解释正在做的事，温柔有耐心地告诉病人谁来看他、现在是什么时候等。

持续和其他家人亲友说话互动，让病患透过听觉感受自己并不是孤零零地躺在床上，而是随时有人陪伴在侧。

起惊慌，可用深色布巾清理，保持干爽。还有，濒死病人因为无力咳痰，呼吸发出嘎嘎声，旁人听来难过，但病人并不会呛到或感到不舒服，因此不需要抽痰，避免徒增病人痛苦。仅需将头抬高约 30 度，每 5 ~ 10 分钟更换姿势帮助吞咽，或采侧卧有利于口水流出，有时药物可以减少这种声音。

哪些征象显示亲人已经过世？

当亲人死亡时，会出现：

- 双眼直视，瞳孔散大固定、对光没反应，眼皮微微睁开
- 没有呼吸、没有脉搏
- 嘴巴微张
- 摇晃病人或与他对话没有反应
- 大小便失禁

死亡证明由哪些部门开具？①

依法，如果病人不是在医院死亡，病人的主治医师只能开立“诊断证明书”，要开立死亡诊断书，必须核对死者身份。

若亲人是在家往生，旁边没有医师，记下病人呼吸和心跳停止时间，知会村里长和管区警员，再拿出院时办理的诊断书，由当地卫生所、健康中心或者有执业执照之医疗场所的医师协助开立死亡证明书。

在家往生取得死亡证明程序

白天：通知村里邻长及卫生所医师→开立死亡证明书→办理后事

晚上：等到白天→通知村里邻长及卫生所医师→开死亡证明书→办理后事

假日：通知村里长→等到上班时间至卫生所→开死亡证明书→办理后事

① 2013年12月31日国家卫生计生委、公安部、民政部联合发布的《关于进一步规范人口死亡医学证明和信息登记管理工作的通知》。

一、医疗卫生机构、来院途中死亡者：由负责救治的执业医师填写。

二、家中、养老服务机构、其他场所正常死亡者：由本辖区社区卫生服务机构或乡镇（街道）卫生院负责调查的执业（助理）医师根据死亡申报材料、调查询问结果并进行死因推断之后，填写《死亡调查记录》及《死亡证》。

同时规定，医疗卫生机构不能确定是否属于正常死亡者，需经公安司法部门判定死亡性质，公安司法部门判定为正常死亡者，由负责救治或调查的执业医师填写《死亡证》，未经救治的非正常死亡证明由公安司法部门按照现行规定及程序办理。——编者注

临终症状、原因与处理原则

症状	原因	处理原则
从能行走到不能走、 无法下床， 身体愈来愈虚弱	神经、 肌肉系统衰竭	· 小心预防跌倒 · 安静舒适休息空间
睡眠时间愈来愈长， 不容易叫醒	神经系统衰竭	· 如果没有不舒服，则不需要特别叫醒病人 · 清醒的时候，多和他（她）讲话
意识不清、情绪激动不安、 看到过世的亲人、 幻影（谵妄）	血液循环变慢 引起脑部缺氧	· 保持镇定，慢慢且自信地和病人说话，表达家人的关爱， 保证会好好照顾自己，请病人放心 · 握住病人的手，提供熟悉或喜爱的慰藉物品 · 不需要认同他（她）的幻觉，温柔且有耐心地告诉他（她） 正确的人、事、物 · 随时有人陪伴，提供安全舒适环境，避免碰撞受伤 · 必要时使用药物镇静
呼吸困难或不规则， 例如：呼吸加速或叹气式 呼吸或者呼吸暂停	血液循环变慢 引起脑部缺氧	· 床头摇高或用枕头把头垫高，帮助呼吸顺畅 · 保持空气流通，凉爽 · 必要时提供氧气或蒸气吸入治疗
喉咙发出嘎嘎声（呼吸时 喉咙产生的嘈杂声音）	肌肉渐渐无力， 造成唾液分泌 积在喉头 无法吞下去	· 这种声音是濒死征兆，病人不会感到不舒服或是呛到 · 可以采侧卧帮助口水流出，或把头抬高帮助吞咽 · 不需要抽痰，抽痰没有帮助反而造成更大不舒服 · 必要时可以请医师给药
没有食欲， 喂食困难、牙关紧闭	消化机能逐渐衰竭， 喉咙吞咽能力减弱， 肠子蠕动减少	· 不要强迫病人进食或喝水，因为即使吃进去也无法消化 · 如果嘴唇干燥，可视情况， 约每 30 分钟至 2 小时用棉签蘸水润唇或擦护唇膏
眼神呆滞无光、 听力、视力减退	神经系统、 感官衰竭	· 保持室内灯光柔和明亮 · 听觉是所有感觉中最后消失的， 因此仍然可以和病人讲话，像平日一样表达感受， 鼓励亲友、小孩一起做 · 播放轻柔音乐
手脚冰冷、出冷汗、身体 靠床的皮肤颜色渐渐变深	血液循环变慢 或血压降低	· 给予保暖，但不要使用电毯以免过热造成伤害 · 用毛巾拭干汗水 · 协助翻身，注意舒适的卧姿 · 随时维持皮肤洁净，必要时用温水拭浴
大小便失禁	神经肌肉退化， 渐渐失去控制能力	· 使用纸尿布或看护垫 · 注意清洁，保持皮肤干燥通风，预防褥疮 · 必要时使用尿套或导尿管
血压下降、脉搏不规则	心血管系统衰竭	若要留一口气回家，必须尽快安排
出血	疾病造成凝血功能 不佳，肿瘤破裂 或肠道出血	· 陪伴身旁并握住病人双手，减少害怕 · 准备深色的布巾覆盖，减少浅色床单上的鲜血， 造成病人和亲友焦虑、害怕 · 减轻疼痛

濒死前症状

台大医院北护分院家庭医学部主治医师黎家铭引述统计 200 个病人在死亡前 48 小时内最常发生的症状:

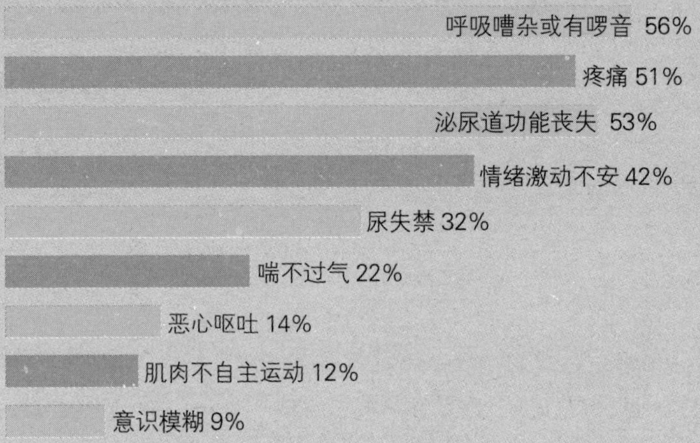

呼吸嘈杂或有啰音 56%

疼痛 51%

泌尿道功能丧失 53%

情绪激动不安 42%

尿失禁 32%

喘不过气 22%

恶心呕吐 14%

肌肉不自主运动 12%

意识模糊 9%

小野的故事

与死生同行后我知道，越老越要爱世界

24岁就以《蛹之生》热血纯真的青春故事而一夕成名的作家小野（李远，台湾地区新电影运动开创者之一、前华视总经理），三十多年来常以轻松笔调写亲子生活陪伴读者，也影响着一些家长的教养思维。却在迈入60岁之后，连出两本书回顾一生反叛命运的心得，悲凉道尽心事后又不断再现勇气鼓励，双重韵味层层叠叠回荡出现。

小野的父亲抑郁不得志，全部希望寄托儿女要求严厉，为了培养子女有本事立足于残酷的世界。有一次父亲还要给他特训，他得抓着兔子让爸爸杀，全程盯看鲜血染红兔毛、眼神不可闪避，之后被爸爸昵称“大老虎”。

但小野却不肯服从父母的理论——认命从事安稳工作例如当公务员或老师，却叛逆般走上写作、电影、戏剧、唱片制作、电视的路，而且还从不跟爸爸商量，爸爸两度被他气得中风发作。

这样的成长经验，带给小野认知人生是悲欢交集的。即使61岁那年，看电影《少年派的奇幻漂流》时仍然感慨万千。当少年与老虎历尽艰辛终于漂上岸，老虎头也不回走入森林那一幕时，“我已泪流满面，仿佛看到自己身体里的大老虎渐渐离开自己，我平安度过人生的海上漂流，惊涛骇浪都已经在身后。”他在电影院里同时跟自己的老虎道别与道谢，耳畔想起爱子女爱到骨子里的父亲重复说过的叮咛“这个世界是残酷的，所以要步步为营……”但他的本性又实在讨厌人生处处要比较、事事以功利为前提而盘算。

带着这样复杂的心境步入中年后，小野不可避免地曾经陪八十多岁的父母走过老、病、死，却也在去年初迎接孙子出世带来的新生，走过死与生，尝过人生不可避免的苦痛、不得已之后，自我超越与心情平静，写出《有些事，这些年我才懂》《世界虽然残酷，我们还是……》可以有很多选择、有很多人事物值得相信、能拥有自己的梦想蓝图、要为社会做些事，包括越老越要爱世界、帮助年轻人。

从叛逆小子到平静的后中年，来听听小野娓娓道来他从15年前父亲突然心肌梗死离世以来所经历的死与生：

***

十多年前我四十多岁写爸爸《痴狂老宝贝》，把爸爸和我之间的故事写得很好笑，其实幽默的背后隐藏一些很悲伤的东西，但我当时很不会浸淫在那种悲伤中，所以我就写得很好笑。

一两年后，我爸突然过世，82岁。他摔倒造成髋关节骨折，手术很顺利。但那天晚上他一直叫我们用救护车送他回家，我们认为他在胡闹，一直不同意，他就一直骂我们不孝顺。后来回想才知道，其实那时他知道自己“要走了”，看起来好像神志不清，但还很会说话，一直坚持要回家。

我们凌晨三点才回家，五点就接到电话说“你爸爸走了，赶快过来！”我赶去医院时还在急救，我打电话给妈妈，我真是不懂，我妈妈接受我爸“走”的那个包容度，以及心情已完全准备好。她慢吞吞地说要先洗个澡，再带爸爸的衣服来，从头到尾没有掉一滴眼泪。我从来没见过有这种人！那种场面真的没有人不会哭的，子女们全都吓傻了，但我妈竟然全程没有掉一滴眼泪，那时她78岁。

她对我爸一直说，我觉得你很可怜啊，走了也可以了啦，没关系啦，不要害怕，我和孩子们会好好的，我很快会去找你的。她从容不迫的态度让当时一片慌乱的气氛瞬间安定下来。

我还真不了解我妈妈。所以亲子对父母亲的了解好奇怪！已经这么亲密了还是没有懂她，你以为她会崩溃，她却跟你想的相反。

妈妈不会哭，其实是因为太多悲伤了，她根本是哭不出来。我爸爸很悲观，一天到晚唉声叹气，抱怨世界不公平，做到退休都还是同一职位的小公务员，我们家里总是钱不够用；他从小又孤儿寡母受人欺侮，家产都被家族的人吞掉，我祖母后来发疯。我妈妈跟这么悲伤的男人一起生活，必须非常坚韧、忍耐。她对父亲的爱很深，活着时，晚上会讲故事给我爸听，走的时候安慰他不要怕。

我妹妹48岁脑溢血早逝，走的时候她也没哭，一般妈妈送儿女走都哭断肠，但她跟我妹妹一直讲话，说“你也很辛苦了，先走没关系，妈妈马上就来。你好好走，我会好好照顾你的孩子”。每个人都听得很心酸，但我妈妈很平静，眼眶都不红，讲完就走开。

她对生老病死看得这么开，大概跟她小时候经历战乱逃难有关。我弟后来跟她旅行共住一室，听到她这么老了还做噩梦，高亢尖叫“把绳子丢下来，快把绳子丢下来”。从小她就知道人生就是这么悲伤，看尽悲欢离合和死亡，她一点都不害怕。

爸爸走后，大家问妈妈要不要跟我们住？不要，才不要跟你们住，这里过习惯了，跟人去旅行、打拳。她其实是体贴子女各有各的生活。

接下来十年，我忙于上班做电视（出任华视总经理），大部分时间是我两个姐姐在陪妈妈，大姐午休时间回家找妈妈吃饭，二姐后来跟妈妈住，有五六年时间变成是妈妈照顾她跟小孩，做饭给他们吃。我忙到用电话嘘寒问暖。

这五六年她最大改变就是旅行。我爸不敢搭飞机，说他坐飞机会心脏病死掉，妈妈说我可不可以自己出去玩？爸说你去玩就等着回来收尸。

所以我爸爸死后，她整个人有说不出来的自由，这种自由跟爱不爱没关系。我们安排她旅行，我弟住美国很偏僻的路易斯安那州，等于是跟父母亲相处时间最短的，他也觉得内疚，就每年陪妈妈玩一次，她忽然得到了这个儿子。

妈妈离去让我想得更清楚

很特别的是，我发现读者对我写妈妈过世前我陪她、到她走后，我所领悟到的一些事有反应。

我再回到家里是2008年，她88岁，身体越来越差，差到逐渐不能走动，到最后躺了3年，医生说没有病，就是衰老，神志清楚，连到最后要走的那刻她都知道，身体慢慢变凉，跟我说“我……要……死……了”就闭上了眼睛。

妈妈走前3个月我常住妈妈家，睡在妈妈隔壁房间，常帮妈妈把屎把尿，我觉得满幸福的，忽然觉得亲子关系很奇怪，帮妈妈做这些事的时候都不觉得脏呢，这是以前从没有想到过的。

我看到我妈妈能正常上厕所时就替她高兴。我把她抱起来，跟她玩航天员游戏，我说“90岁的黄冰玉航天员要出发啰”，抱到马桶上，“现在航天员要大便啰，航天员因为失重，大便很难噢，大便有滴下来就不错，出来了，顺利顺利，出来了，航天员实在很棒”，我妈妈苦笑，那是我跟妈妈最亲近的一段，我妈妈在走前一刻还可以上厕所，满幸福的。

我不是说我孝顺，而是我的个性轻松，本能地用轻松态度照顾，不想沉默悲伤、唉声叹气。

最后陪我妈的这几个月，让我人生进入更深沉的思考。妈妈是个奇女子，包容、达观、慈悲、智慧、温柔、少有声音，却从没放弃她对家人的爱。她笑口常开，觉得自己很平凡但很幸运，发自内心地欣赏别人，常给别人温暖和方便，也不会自怨自艾，完全能接受自己，承担世间的痛苦，幸福即随时随处俯拾皆是。

所以在她的告别式上我们快乐地唱歌，说些关于妈妈的笑话让来宾笑，准备了《妈妈不流泪》给来宾，推想怕麻烦别人的妈妈一定很向往这样谈笑潇洒走一回的感觉。

因为妈妈的离去，我渐渐想清楚许多事情的真相。妈妈离开人世3年了，我天天睡在妈妈睡过的床上，坐她坐过的椅子。就在她离开我的那一刻起，她的存在感觉越来越清楚而强大，原来，她早已化成了我的骨肉，我从那一刻开始认识自己。

去年初我在15天内分别做了外公与祖父。先前有个朋友告诉我说，当你抱到孙子时你一定会痛哭流涕，自己有后代了。我说会高兴但不会这么激动吧。当我看孙子抱一抱时，也真的没有非常喜悦，因为回到我生命的底层，一直觉得生命有悲欢离合，很开心但也会担心，两种东西并存的感觉。

我充满感激

我去宜兰演讲的第二天，跟黄春明聊天，他说，现在医学太发达，我们会越活越久，我们要做好可爱的老人，帮助年轻人。所以他搞百果树红砖屋，黄爷爷讲故事给小朋友听，我好感动，因为黄春明本身创作很多，但到这年龄（80 岁），他最爱做的事反而是在这样小小的空间给小朋友讲故事。

他跟我说，人越老越要爱这个世界，要奉献给年轻人，我们可以安全活到这个年纪，已从这个世界得到很多了，充满感恩，再来就不是抱怨什么够不够，而应该是我很够了，我应该给。我未来其实也蛮想做这种事，继续讲故事、做小玩偶，尤其看到一代代出来，应该是蛮幸福的。

从五十几岁父母离开后，我开始深切、诚实地面对自己，以前不敢去想，想了会难过，现在年纪够大了，不用害怕，可以很坦然面对自己成长中的恐惧、悲伤，可以去想、去勇敢说出来了，包括 8 岁有一天我曾经计划要自杀的往事。（李瑟、张晓卉采访，黄惟伶、李宜芸整理）

杨秀仪的故事

陪伴父亲最后的63天

杨秀仪 口述

2011年81岁的父亲过世，从进急诊到在安宁病房过世，让我有了跟垂死与死亡交手的第一手经验，他生命的凋零似乎是没有一丝怨尤的，带着垂老的静谧与果敢，却滋养了我对生命的坚持与敬重。

父亲70岁时心肌梗死发作，装了3根支架；75岁得帕金森氏症，走路非常慢，吃了药有严重视幻觉，影响生活质量甚巨。2011年6月底，原本以为是小感冒的发烧，没想到是吸入性肺炎，急诊医师说如果不插管，大概一小时就会去世。虽然我的专长就是医疗两难的伦理决策，但是理论在这时根本无用，我想，先插管可争取些时间，再思考下一步。但插管后我马上后悔，担心这不是延长父亲的寿命，而是延长痛苦。

病情似乎稳定后，第二个难题来了：父亲无法脱离呼吸器，要不要做气切？我直接问："你98%会死，现在却活了，从鬼门关回来。医生要在你的喉咙这里切个洞，放根管子帮你呼吸，你要不要？"我觉得不论病人意识清不清楚，都应该告诉他我们替他做了什么决定、后果会怎样，这对病人来说是一种参与，证明他还活着。

爸用眨眼表示不愿气切。但第二天病情好转，我再次跟爸沟通确认，他却同意气切。一天内从不要气切变成要气切，做这决定真的很难、很痛苦。我深深觉得子女平时要多跟父母互动，否则父母生病时要做医疗决策会更难。

生命力超乎想象

父亲曾一度脱离呼吸器，但因年老体衰，医生建议接回呼吸器，我们拒绝了。家人一致同意使用安宁缓和医疗，也停掉了多数药物。奇妙的是，他的生命力超乎想象的强韧，后来甚至缓慢进步，我开玩笑说："你也没想到能活这么久吧。"

有一天我跟爸说："如果你会死的话，会有两种死法：第一种是二氧化碳越来越高，进入昏迷，像在睡眠中死亡，这是好的那种；但不好的那种，是呼吸越来越困难，最后喘死。不过现在住安宁病房，我会请护理师来打吗啡，你就不会那么喘，好不好？"每次得到新信息，我都会跟爸爸讲，让他知道我们会帮他善终。

正当准备带爸爸回家做居家安宁时，他却在医生面前心跳、呼吸开始变慢，平静过世了。当时家人都不在，医生说他是衰老而亡，做完人生的功课了。

有人说，死得太快或死得太慢都是悲剧。感谢神，给了我们陪伴父亲临终的这 63 天，这不长也不短的 63 天，让一家人能够回忆过往，表达感谢，承认生命的有限，抵抗死亡的诱惑，在悠悠岁月中，无情天地里，深刻品尝一份生命的有情！（杨秀仪为阳明大学公共卫生研究所副教授，张晓卉采访，曾沛瑜、张静慧整理）

台大医院金山分院的故事

圆长者在家离世的心愿

“阿爸刚刚往生了。”台大金山分院居家照顾小组一行人，刚走进赖爷爷在金山街上的家巷口，爷爷的小女儿就迎上前告诉大家，眼睛哭得通红。

听到这句话，每个人加快脚步走进爷爷家，护理师刘旭华放下装居家用品的皮箱，俯身靠向爷爷，轻抚他的额头凑在耳边温柔地说：“爷爷，你的病都好了。你身躯都没管子噢，今后可以走路，做神仙啰。爷爷你真有福气，子孙都在身边陪伴。”听到旭华温柔慈悲的话语，围在爷爷身边的亲人、看护无不泪如雨下。接着，肾脏科医师赖俊夫为爷爷移除鼻胃管，旭华和外籍看护一起清洁爷爷的遗体、更衣；家医科医师徐愫萱轻搂着小女儿肩膀，听她叙说父亲前晚弥留时状况；社工师尤雅芬在客厅牵起奶奶的手，柔声抚慰。虽然哀伤不舍，但全家人都连声感谢金山分院能圆满爷爷在老家走完人生旅程的心愿。

赖爷爷6年前失智，并发有慢性肾脏病长期卧床，请外籍看护照顾，2013年年初因为肺炎住进台大金山分院一个月。出院后转由居家照顾小组到爷爷家诊疗，“每次我去帮爷爷抽掉旧的、要插上新的鼻胃管的空档，爷爷就好像得到短暂的释放，露出一抹轻松恬淡的微笑。”旭华说，这时候奶奶也会跟着开心逗爷爷，奶奶从童养媳就和爷爷在一起相爱了80年，即使爷爷生病不认得她了，奶奶还是坚持每晚睡在爷爷旁边相伴。

4月份，爷爷的病情开始起起伏伏，肾功能衰退加剧，医疗团队讨论开始给予生命末期照护，家人决定以爷爷舒适为原则，回家照顾并不接受洗肾治疗。

没想到爷爷有位同辈亲人跳出来骂："金山医院这么小间能照顾什么？你们的做法太不孝了！"迫于压力，儿女只好请赖医师帮忙安排至台大总院住院洗肾，往返几次之后，奶奶和儿女看爷爷日趋崩毁的样子太辛苦了，决定5月11日带爷爷回家。

返家后，金山分院院长黄胜坚和居家小组到爷爷家探视，告诉奶奶："爷爷这情形，随时可能做仙噢。"奶奶已有心理准备："让他顺顺就好。"徐愫萱医师和护理师旭华开始教导家属和看护，减少灌食次数和量，认识临终症状和照顾方式，告诉他们有问题白天打旭华手机，晚上就打到医院，一定有医护人员提供协助。

5月14日旭华去探视，爷爷微微发烧，出现临终症状，16日早晨，爷爷安详往生。当家人和旭华为爷爷换好衣裤、穿好鞋袜，整理好仪容，金山分院居家医护团队成员、奶奶、儿子、媳妇和女儿与外籍看护，齐聚围绕着床边，赖医师领着众人向赖爷爷道别："多谢爷爷用生命教我们，成就我们的成长，大家向爷爷行礼……"

两光病院变身照顾北海岸乡亲的生死大事

2012年初黄胜坚接手台大医院金山分院第一天，他上老街吃饭，无预期地站在咸酥鸡店门口被老板狂骂了40分钟，大意是这家医院没人、没设备，车祸、骨折、重症统统没办法医，只会转院，根本是个"两光病院”！住在金山、万里、石门、三芝等区的北海岸乡亲，生病宁可耗费几十分钟车程送到别家医院，也不愿就近把家人送去金山医院。

黄胜坚绞尽脑汁想重新振作医院。参与“健保署”的“论人计酬”计划，包下金山地区居民健康管理，为此成立“全健康北海俱乐部”把金山分成6个区块，向全院员工喊话，“病人不上门，那就换我们到他家去”，员工分组一户户敲门访视。

刚开始员工都很挫败，打电话给居民约时间被拒绝，跑去敲门吃闭门羹，还常挨骂，但黄胜坚要大家撑下去。他自己一个社区一个社区造访社区负责人，连下班后也常去跟有影响力的地方人士、社团喝酒培养感情，还积极参与地方活动，不管是拜访法鼓山听果东法师开示，还是为慈护宫妈祖出巡扛轿，只要受邀都出席，还常贴钱捐款，黄胜坚的太太、台大物理治疗系教授曹昭懿有天问:“黄胜坚，你这几个月薪水为什么都不见了？”

台大金山分院还积极招聘医师让急诊全天服务，手术室也动过外科、骨科及泌尿等不同科别的手术；洗肾室、复健科物理治疗室都已运作上轨道；为了让长期卧床、行动不便的老人得到医疗服务，2012年中开办居家护理所，由医疗团队“到家服务”。

居家护理师刘旭华说，踏进居民家门，才发现当地很多病人需要帮忙。有位五十多岁的妇人因为坠楼导致下半身瘫痪，二十多年来被禁锢在没有窗景的二楼卧室，居家团队帮助她洗澡，听到她叹气家门口就是海，听得到浪声却看不到海，为此，大家一起帮忙把她移到客厅，当她看到窗外蔚蓝大海，高兴得眼眶泛泪。好些原本抗拒居家照护（以为要多付钱）的老人们，在接受照顾后，变得很期待团队的诊疗探访，“约好中午11点去，有爷爷7点就起床等门，只要晚了几分钟还没到，爷爷就频频打电话来催，生怕我们不去了。”

怕魂魄找不到路，希望在家咽下最后一口气

几乎用整个生命热情在推广、实践安宁疗护的黄胜坚，经常在院务会议听到医护人员报告某个爷爷或奶奶病情不乐观，就会说“等下我们去看”。不论病人是在病房或住在山里，他往往会带头示范教导医护人员如何照顾生命末期病患。

黄胜坚说，在医院里，想要回到熟悉的家里走完生命的老人家太多了，但常因家属以为将末期病人留在医院才能放心，殊不知这样反而延长病人的死亡过程，在临终前饱受电击、插管的折磨，在家善终反成了奢求。许多住在金山、万里郊区的爷爷奶奶看到黄胜坚来探视都拜托：“院长，我要死在家里，请你帮我留住尊严，尽量让我不痛就好。”一个又一个的请托，让他确定要在小区推行安宁照护。

“我不在乎医保有没有给付，这是当医师该做的，也是对医护人员最好的教育。”黄胜坚说，金山分院已累积四十几个安宁照护个案，每陪伴一位病人善终，都让他觉得当初的决定是对的。

陪伴家属走出丧亲哀恸

阿桃奶奶4年前开始失智、卧床。每天早上，孙女阿真喂奶奶吃饭、换尿布，然后骑机车到工厂上班；中午阿真趁着休息时间回来喂饭、换尿布；晚上阿真下班同样的事情再做一遍。

2012年7月某天奶奶尾椎褥疮发黑、发烧，被119送到金山分院住进病房。一个月后，奶奶带着鼻胃管及尿管准备出院，院方发现，奶奶虽有7个子女，但仅靠阿真一人在照顾，经济负担虽重，却不知道也不好意思寻求资源。

了解状况后，出院准备服务工作人员力劝阿真将奶奶转介给居家照

顾中心协助：星期一到五由照护服务员来到家中协助奶奶翻身、灌食；社工师雅芬协助寻找各种补助；营养师杏姿收集病房退回的管灌配方奶，带给奶奶；护理师旭华帮忙找社福团体每月提供伤口敷料、看护垫、尿布等物资，在团队照顾下，阿桃奶奶病情渐渐有起色，“她第一次因为换鼻胃管太痛而骂人的时候，我们好振奋噢。”看着奶奶照片，旭华的笑容满载着成就感。但团队也知道，奶奶的生命如同风中残烛，稍有风吹草动就会熄灭，在个案讨论会中，院长也提醒给予末期照护。

12 月的某一天，居家照顾办公室忽然接到阿真电话：“奶奶刚刚往生了。”黄胜坚知悉，立即带着所有人去阿桃奶奶家道别。

一个星期后，旭华去找阿真，她的叔叔说，每天中午休息时间，阿真还是转回家给奶奶上香。黄胜坚告诉医护人员，即使申请不到医保给付，也应该陪伴家属度过失亲哀伤。于是旭华和其他同事唠叨起来，常打电话给阿真，去探访其他病家时就顺道（故意）去看阿真。

3 个月后某天，阿真骑着摩托车把奶奶的气垫床、尿布和营养品打包整理送到医院，说要送给其他有需要的长辈。医护团队知道，阿真走出了丧亲的哀恸。“推动小区居家安宁才能让生命末期的长辈落叶归根，在家走完人生路，并且活着的人能够没有遗憾，继续人生路。”黄胜坚鼓励医护同人。

台湾安宁疗护之母赵可式，经常提醒医界，“如果有一天，台湾没有安宁病房，那就是安宁疗护成功的时候”。真正的安宁疗护是一种理念，不应该局限在安宁病房，而是要让每一位生命末期病人都能得到善终，只要有一群受过严谨专业训练的医疗团队，就可以发挥“四全”——全队、全人、全家、全程的照顾，生死两相安，台大金山分院更努力往前一步朝向五全——全小区安宁疗护。

结语

照顾父母
就是照顾明天的自己

岁月，永远往前走。随着年龄增长，人生来到中年三明治的族群，必然会看到、听到以及亲身体验许多新生命的诞生、长大，更多的是同窗挚友生病意外，父母或年迈亲友的衰老、死亡。

如同心理学大师卡尔·荣格所言："中年以后，只有随时准备与生命共存亡的人，才能有活力地活着。"如果我们可以先涉猎相关的健康照护知识，当遭逢亲友、特别是长辈的生死难题时，才有能力沉着面对、处理与放下。

特别是婴儿潮世代（Baby-Boom Generation，1946—1964 年出生），是可以引领时代风潮的。这群被《时代杂志》认为比他们父母辈受更高教育、高收入，具有良好的社会经济地位，自我认同度较高的熟龄大军，渐渐届临人生后半场，如果能在侍奉双亲上有更多的智慧与准备，相信对自己的年华老去，会少些许恐惧，用积极成熟态度规划自己的晚年生活。而且，我们在照顾父母时的做法，也是儿女们未来的借鉴。

"我们这一代是奉养父母的最后一代，也是被弃养的第一代。"面对台湾地区高龄化社会到来，61 岁的知名导演暨作家吴念真在一场演讲中，期许年轻人需要多关怀长辈，不要以自己的想法猜测家中长辈的需求。他跟儿子吴定谦说："如果你送我到养老院，我一定跟你翻脸。"老年人需要的是真心聊天与耐心聆听，这些都不是养老院能提供的功能。吴念真也提醒上一代也应该努力不要成为下一代的负担，我们无法阻止变老，但可以多做些有意义的事情，让自己老得慢一点。

中年以后，如果父母健在，为了他们在到生命终点时能少受病痛之苦，能有美好尊严的告别，不妨学习台大医院金山分院院长黄胜坚的做法，先找兄弟姊妹沟通清楚，找机会和父母谈定临终大事，不要等到生死交关最后一刻，才去处理这个难题。中年儿女自己做好预立医疗自主计划（ACP），也是对自己生命负责任的态度。

1993 年，为了让民众了解和接受 ACP，当时美国总统克林顿和妻子希拉里双双签下预立医疗自主计划和预立医疗委任代理人的文件，对社会起了示范作用。1994 年，卸任美国总统里根亲笔书写发表公开信，告诉美国人民他罹患阿尔茨海默症，并已着手预立医嘱与遗嘱，10 年后里根按照他自己的意愿安详离世。

63 岁的前台湾地区卫生署长叶金川，热爱户外运动，已经挑战过铁人三项、征服台湾百岳，2013 年 5 月他在准备去攀爬尼泊尔标高超过 5000 米的高山前，骑自行车摔倒，肩关节脱臼，想到人生真的很难说何时会发生什么事，又想到自己还想去挑战位于土耳其的 5600 米阿拉拉山，到新西兰去尝试高空跳伞，还想学冲浪……他想，这样一直玩下去，总是会有风险的，于是给 3 个儿子写了一封信，在报纸刊登出来后，引起许多回响。

叶金川用幽默口吻写道：

第一，如果我有什么意外，请你们好好照顾妈妈，至少每个星期都要有一个人回来看妈妈，三个星期轮一次，并不过分。

第二，我有寿险、意外险及医疗险，每次旅行前会加保意外及医疗险，但这些保险金，我想妈妈和你们也不需要，所以希望你们将这些钱，捐给林务局新竹管理处，请他们把大霸尖山途中的九九山庄龙门一号山庄，依照我构想的方式将山庄改善，如何改善我会另撰一文详细说明，简单讲，要隔间隔音，有床帘，有干燥室，地板铺地砖，穿蓝白拖，玄关要能处理湿背包、湿鞋子。

第三，我不希望有墓园与墓碑，我希望火化后的骨灰，大部分做成鱼饲料撒在七星潭外海，因为我吃太多鱼了，希望把我自己回敬给鱼吃。另外一小撮骨灰则放在合欢北峰，那里是百岳中最容易到达的地点之一。它登山人口适中，不会太吵，也不会太冷清，此外，也有山友早已长眠此地，可以互相做伴。最重要的是可以看到立雾溪、太平洋、清水大山、南湖中央尖等美景，早上可以看日出，晚上可以观星座，这种以大地为枕、以星空为帐的日子，是我给自己辛苦了一辈子最贴心的犒赏。不过你们每年4、5、6月高山杜鹃花盛开时，要记得来看我，练练身体对你们应该没什么损失才是。

选择这座山已经算很仁慈了！来回只要4个钟头，原本我想要放在安东军山，可以欣赏花东纵谷与太平洋，那里要走4天才会到，或者是南湖东峰，可看到太平洋与龟山岛，来回也要4天，我仔细想想，这样对你们好像太残忍了，而且这两个地方人烟罕至，稍嫌冷清了些。

其实我的一生要做的事的清单一直在更动，包括每年要跑完一次全程马拉松，要参加一次全程铁人三项，要划独木舟从七星潭到和平，这都是我自己可以办到的。

不过，最近日本的纪录片《多桑的待办事项》给了我一些新的想法，我希望我能在65岁以后的每一个生日，开着一辆满载‘莫凡彼[①]’的冰淇淋车，到养老院免费请老人们吃，如果我没办法达成，你们要帮我完成这件事。

① 莫凡彼：雀巢公司旗下的瑞士冰淇淋品牌。——编者注

让老人享受吧！

为什么有这样的想法，因为我一直认为，80岁以上的老人，不需要限制他们食物清淡，不必减重，吃得下比较重要，爱吃什么就吃什么，可以吃到自己认为的人间美味，让自己活得更快乐一些。限制老人不能做这吃那，是违反人性的，也是没有任何科学根据的。事实上，愈来愈多科学证据显示，老人要吃好一点，吃胖一点，让他具有多一点对抗疾病，对抗忧郁情绪的能力。我愿，每个老人都可以享受自己美好的最后一段人生，不要留下任何遗憾。

的确，人生是一条单行道，每个人都会老，我们爱的人、爱我们的人，都会有缘尽的时候，只希望尽可能不留下遗憾。就像日本国宝级动画大师宫崎骏在《千与千寻》借由女主角千寻说出来的哲理："人生就是一列开往坟墓的列车，路途上会有很多站，很难有人可以自始至终陪着走完。当陪你的人要下车时，即使不舍，也该心存感激，然后挥手道别。"

图书在版编目（CIP）数据

牵爸妈的手：让父母自在终老的照护计划 / 张晓卉著．—桂林：漓江出版社，2016.1

ISBN 978-7-5407-7704-3

Ⅰ.①牵…　Ⅱ.①张…　Ⅲ.①老年人—家庭保健 ②老年人—家庭—护理　Ⅳ.① R161.7 ② R473.2

中国版本图书馆 CIP 数据核字（2015）第 305276 号

牵爸妈的手：让父母自在终老的照护计划

作　　者：张晓卉
编辑统筹：符红霞
责任编辑：张　芳　谷　磊　王成成
责任监印：唐慧群

出 版 人：刘迪才
出版发行：漓江出版社
社　　址：广西桂林市南环路22号
邮　　编：541002
发行电话：0773-2583322　010-85891026
传　　真：0773-2582000　010-85892186
邮购热线：0773-2583322
电子信箱：ljcbs@163.com
http://www.Lijiangbook.com
印　　制：大厂聚鑫印刷有限责任公司
开　　本：710×960　1/16　印　张：17　字　数：140千字
版　　次：2016年1月第1版　印　次：2016年1月第1次印刷
书　　号：ISBN 978-7-5407-7704-3
定　　价：42.00元